S. Fischer · K. Brinkbäumer

Untersuchungsanleitungen für die nuklearmedizinische Diagnostik
bei Erwachsenen und Kindern

T0202738

Springer

Berlin
Heidelberg
New York
Barcelona
Hongkong
London
Mailand
Paris
Singapur
Tokio

Sibylle Fischer · Kirsten Brinkbäumer

Untersuchungsanleitungen für die nuklearmedizinische Diagnostik bei Erwachsenen und Kindern

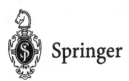 Springer

Sibylle Fischer

Klinik und Poliklinik für Nuklearmedizin
LMU München
Ziemssenstr. 1
D-80336 München
e-Mail: sfischer@nuk.med.uni-muenchen.de

Kirsten Brinkbäumer

Klinik und Poliklinik für Nuklearmedizin
LMU München
Ziemssenstr. 1
D-80336 München
e-Mail: kbrink@nuk.med.uni-muenchen.de

ISBN 3-540-41688-9 Springer-Verlag Berlin Heidelberg New York

Die Deutsche Bibliothek-CIP-Einheitsaufnahme

Fischer, Sibylle:
Untersuchungsanleitungen für die nuklearmedizinische Diagnose bei Erwachsenen und
Kindern / Sibylle Fischer ; Kirsten Brinkbäumer. - Berlin ; Heidelberg ; New York ; Barcelona ;
Hongkong ; London ; Mailand ; Paris ; Singapur ; Tokio : Springer, 2001
ISBN 3-540-41688-9

Dieses Werk ist urheberrechtlich geschützt. Die dadurch begründeten Rechte, insbesondere die
der Übersetzung, des Nachdrucks, des Vortrags, der Entnahme von Abbildungen und Tabellen,
der Funksendung, der Mikroverfilmung oder der Vervielfältigung auf anderen Wegen und der
Speicherung in Datenverarbeitungsanlagen, bleiben auch bei nur auszugsweiser Verwertung,
vorbehalten. Eine Vervielfältigung dieses Werkes oder von Teilen dieses Werkes ist auch im
Einzelfall nur in den Grenzen der gesetzlichen Bestimmungen des Urheberrechtsgesetzes der
Bundesrepublik Deutschland vom 9. September 1965 in der jeweils geltenden Fassung zulässig.
Sie ist grundsätzlich vergütungspflichtig. Zuwiderhandlungen unterliegen den Strafbestim-
mungen des Urheberrechtsgesetzes.

Springer-Verlag ein Unternehmen der BertelsmannSpringer Science+Business Media GmbH

http://www.springer.de

© Springer-Verlag Berlin Heidelberg 2001

Die Wiedergabe von Gebrauchsnamen, Handelsnamen, Warenbezeichnungen usw. in diesem
Werk berechtigt auch ohne besondere Kennzeichnung nicht zu der Annahme, daß solche
Namen im Sinne der Warenzeichen- und Markenschutz-Gesetzgebung als frei zu betrachten
wären und daher von jedermann benutzt werden dürften.

Produkthaftung: Für Angaben über Dosierungsanweisungen und Applikationsformen kann
vom Verlag keine Gewähr übernommen werden. Derartige Angaben müssen vom jeweiligen
Anwender im Einzelfall anhand anderer Literaturstellen auf ihre Richtigkeit überprüft werden.

Satz: Cicero Lasersatz, Dinkelscherben
Einbandherstellung: design & production, Heidelberg
Gedruckt auf säurefreiem Papier   SPIN: 10867234   21/3111   5 4 3 2 1

Vorwort

Die neue Strahlenschutzverordnung, welche in Kürze in Kraft tritt, fordert schriftliche Arbeitsanleitungen für alle durchgeführten nuklearmedizinischen Untersuchungen. Das vorliegende Buch soll unseren Kolleginnen und Kollegen Hilfestellung geben zur Durchführung dieser Untersuchungen bei Erwachsenen und Kindern sowie zum Erstellen klinikseigener oder praxisspezifischer Untersuchungsprotokolle. Es ist entstanden aus den Arbeitsanleitungen, die in der Klinik und Poliklinik für Nuklearmedizin der LMU München angewendet werden. Uns ist bewußt, daß die Protokolle zum Teil sehr speziell auf unsere technische Ausstattung zugeschnitten sind und daß sie von Fall zu Fall an die jeweiligen lokalen Bedingungen angepaßt werden müssen; trotzdem sollte bei Änderungen niemals ein hoher Qualitätsanspruch an eine nuklearmedizinische Untersuchung verlassen werden.

Die vorliegenden Arbeitsanleitungen ersetzen auch kein Lehrbuch und es wurde vorausgesetzt, daß jede Anwenderin / jeder Anwender die erforderliche Ausbildung durchlaufen hat und mit den speziellen Gepflogenheiten in der Nuklearmedizin vertraut ist. Daher wurde darauf verzichtet, besondere Strahlenschutzmaßnahmen zu erwähnen, in jeder Anleitung darauf hinzuweisen, daß Frauen in gebärfähigem Alter nach dem Vorliegen einer Schwangerschaft oder nach Stillen zu befragen sind oder daß vor jeder Untersuchung – besonders wenn Radiopharmaka verwendet werden, die über die Nieren ausgeschieden werden – die Blase zu entleeren ist. Ebenso wurden keine speziellen Empfehlungen z.B. für die Belastung zur Myokardszintigraphie gegeben, da diese immer mit den lokalen Bedingungen in Einklang gebracht werden und mit den vor Ort Verantwortlichen abgesprochen werden sollten.

Dieses Buch legt neben den Protokollen für die Untersuchungen von Erwachsenen besonderen Wert auf die nuklearmedizinischen Untersuchungstechniken in der Pädiatrie. Untersuchungen bei Kindern sollen den Pädiatern zum Teil andere Fragen beantworten als Untersuchungen bei Erwachsenen und unterscheiden sich daher in ihrer Vorbereitung, Durchführung und Auswertung. Es wird davon ausgegangen, daß Untersuchungen bei Kindern ohne Sedierung durchgeführt werden. Sollte es dennoch nötig sein, ein Kind für eine nuklearmedizinische Untersuchung zu sedieren, muß dieses ebenso nach den lokalen Regelungen durchgeführt werden.

Wir bedanken uns bei allen Kolleginnen und Kollegen, bei unseren Ärztinnen und Ärzten, sowie bei Herrn Professor Hahn. Sie alle haben uns bei der Arbeit an diesem Buch tatkräftig unterstützt.

München im Januar 2001   Sibylle Fischer
                                          Kirsten Brinkbäumer

Inhaltsverzeichnis

Verwendete Abkürzungen

LEHR   low energy high resolution Kollimator
LEUHR   low energy ultra high resolution Kollimator
LEAP   low energy all purpose Kollimator
ME   medium energy Kollimator
HE   high energy Kollimator
HS   high sensitivity Kollimator
UHS   ultra high sensitivity Kollimator

SPECT   Single Photon Emission Computer Tomography
ROI   Region of interest
cts   counts
FWHM   full width half maximum
OSEM   ordered subsets expectation maximization

p.i.   post injectionem
i.v.   intravenös
KG   Körpergewicht
kg   Kilogramm
mg   Milligramm
IE   Internationale Einheiten

RAO   rechts anterior oblique
LAO   links anterior oblique
RPO   rechts posterior oblique
LPO   links posterior oblique

CT   Computer Tomographie
MRT   Magnet-Resonanz-Tomographie

SD   Schilddrüse
NaCl   Natriumchlorid (Kochsalz)
VUR   Vesiko-Ureteraler Reflux
MCU   Miktions-Zysto-Uretrogramm
FNH   fokal noduläre Hyperplasie

RNV   Radionuklidventrikulographie
LVEF   Linksventrikuläre Ejektions Fraktion
RVEF   Rechtsventrikuläre Ejektions Fraktion
PTCA   perkutane transluminale Koronarangioplastie
rCBF   regionaler cerebraler Blutfluss
SLN   Sentinel Lymph Node
RES   Retikulo-Endotheliales-System

Tc   Technetium
I   Jod
Ga   Gallium
In   Indium
F   Fluor

1 Entzündungsdiagnostik

1.1 Entzündungsszintigraphie mit ^{99m}Tc-Antikörpern

Prinzip:
- Anreicherung von Granulozyten mit radioaktiv markierten, monoklonalen Antikörpern in den Entzündungsherden
- dadurch Darstellung der Lokalisation und des Ausmasses von entzündlichen Prozessen

Häufigste Indikationen:
- Verdacht auf Entzündungen, Fokussuche

Patientenvorbereitung:
- bei einer wiederholten Untersuchung Blutentnahme zur Bestimmung von HAMA (Humane-Anti-Maus-Antikörper)

Radionuklid:
- ^{99m}Tc-Antikörper (z.B. Anti-Granulozyten-Antikörper)

Aktivitätsmenge:
- 800 MBq (max 0,5 mg Protein)

Positionierung:
- im Liegen oder im Sitzen

Kollimator:
- LEHR

Aufnahmezeitpunkt:
- 4 und 24 Stunden p.i.

Untersuchungsablauf: • i.v. Injektion

nach 4 Stunden:
• Ganzkörperaufnahmen von Anterior und Posterior (10 cm/Minute)
• evtl. statische Aufnahmen (5 Minuten/Bild, 128 x 128 Matrix)
• evtl. SPECT-Aufnahme (gesamt 360°, 30 Sekunden/Bild, 128 x 128 Matrix)

nach 24 Stunden:
• Ganzkörperaufnahmen von Anterior und Posterior (5 cm/Minute)
• evtl. statische Aufnahmen (10 Minuten/Bild, 128 x 128 Matrix)
• evtl. SPECT-Aufnahme (gesamt 360°, 40 Sekunden/Bild, 128 x 128 Matrix)

Auswertung: • visuell

SPECT:
• gefilterte Rückprojektion und Postfilterung
• Rekonstruktion der Schichten in transversaler, coronarer und sagittaler Schnittführung

Tipps:
• zum Vergleich der Befunde und zur anatomischen Orientierung sollte ein Skelettszintigramm vorliegen
• Qualitätskontrolle des Radiopharmakons auf radiochemische Reinheit vor der Injektion durchführen, da die Markierung anfällig ist
• die SPECT-Aufnahme kann in zwei oder drei aufeinanderfolgenden, zeitlich verkürzten Rotationen akquiriert werden, die vor der Rekonstruktion addiert werden, so daß bei Bewegungsartefakten der nicht verwertbare Teil der Aufnahme verworfen werden kann

Achtung:
- die Verweilkanüle erst 15 Minuten nach der Injektion entfernen und den Patienten beobachten, da es zu Eiweißallergien kommen kann
- bei Patienten, bei denen die Untersuchung wiederholt durchgeführt wird, kann es zur Bildung von Immunkomplexen kommen, darum vor der Injektion Blutentnahme zur Bestimmung von HAMA (Humane-Anti-Maus-Antikörper)
- bevor der Patient die Abteilung verläßt, alle Aufnahmen auf Bewegungsartefakte überprüfen

1.2   Entzündungsszintigraphie mit ^{99m}Tc-Nanokolloiden

Prinzip:
- Diapedese (vermehrter Durchtritt von Leukozyten durch die Wand der entzündlich veränderten Blutkapillaren) und anschließend Speicherung im entzündeten Gewebe
- Anreicherung in phagozytierenden RES-Zellen von Knochenmark, Leber, Milz

Häufigste Indikationen:
- Verdacht auf Entzündung, Fokussuche insbesondere im Bereich der Extremitäten

Patientenvorbereitung:
- keine spezielle Vorbereitung

Radionuklid:
- ^{99m}Tc-Nanokolloide

Aktivitätsmenge:
- 500 MBq

Positionierung:
- im Liegen oder im Sitzen

Kollimator:
- LEHR

Aufnahmezeitpunkt:
- 1 Stunde p.i.

Untersuchungsablauf:
- i.v. Injektion

  nach 1 Stunde:
- Ganzkörperaufnahmen von Anterior und Posterior (10 cm/Minute)
- evtl. statische Aufnahmen (5 Minuten/Bild, 128 x 128 Matrix)
- evtl. SPECT-Aufnahme (gesamt 360°, 30 Sekunden/Bild, 128 x 128 Matrix)

Auswertung:

- visuell

SPECT:
- gefilterte Rückprojektion und Postfilterung
- Rekonstruktion der Schichten in transversaler, coronarer und sagittaler Schnittführung

Tipps:
- zum Vergleich sollte ein Skelettszintigramm vorliegen
- ^{99m}Tc-Nanokolloide aus Humanalbumin eignen sich vor allem bei Fragestellungen, die die Extremitäten betreffen, da die starken Anreicherungen in Leber und Milz die Beurteilung des Körperstammes erschweren
- die SPECT-Aufnahme kann in zwei oder drei aufeinanderfolgenden, zeitlich verkürzten Rotationen akquiriert werden, die vor der Rekonstruktion addiert werden, so daß bei Bewegungsartefakten der nicht verwertbare Teil der Aufnahme verworfen werden kann

Achtung:
- die Verweilkanüle erst 15 Minuten nach der Injektion entfernen und den Patienten beobachten, da es zu Eiweißallergien kommen kann
- bevor der Patient die Abteilung verläßt, alle Aufnahmen auf Bewegungsartefakte überprüfen

1.3   Entzündungsszintigraphie mit ^{67}Ga-Citrat

Prinzip:

- die Anreicherung von ^{67}Ga-Citrat in entzündlich verändertem Gewebe erfolgt nach drei unterschiedlichen Mechanismen:
- indirekte Aufnahme in entzündlichem Gewebe; ^{67}Ga-Citrat wird als Eisenanalogon zu 90% an Transferrin gebunden und gelangt so über die entzündlich veränderten Kapillaren in das entzündliche Gewebe
- ^{67}Ga-Citrat wird zudem an Lactoferrin gebunden und als Komplex von Makrophagen phagozytiert
- direkte Aufnahme in Bakterien (^{67}Ga-Citrat wird an Bakterienproteine gebunden)

Häufigste Indikationen:

- Lokalisation entzündlicher Prozesse bakterieller Art, insbesondere im Bereich der Wirbelsäule
- chronische Entzündungen
- Entzündungen der Lunge

Patientenvorbereitung:

- keine spezielle Vorbereitung

Radionuklid:

- ^{67}Ga-Citrat

Aktivitätsmenge:

- 200 MBq

Positionierung:

- im Liegen oder im Sitzen

Kollimator:

- ME

Aufnahmezeitpunkt:

- 48 und 72 Stunden p.i.

Untersuchungsablauf:
- i.v. Injektion

nach 48 und 72 Stunden:
- Ganzkörperaufnahmen von Anterior und Posterior (5 cm/Minute)
- evtl. statische Aufnahmen (10 Minuten/Bild, 128 x 128 Matrix)
- evtl. SPECT-Aufnahme (gesamt 360°, 40 Sekunden/Bild, 128 x 128 Matrix)

Auswertung:
- visuell

SPECT:
- gefilterte Rückprojektion und Postfilterung
- Rekonstruktion der Schichten in transversaler, coronarer und sagittaler Schnittführung

Tipps:
- vor Untersuchungsbeginn sollte der Patient den Darm entleeren, evtl. auch medikamentös
- die SPECT-Aufnahme kann in zwei oder drei aufeinanderfolgenden, zeitlich verkürzten Rotationen akquiriert werden, die vor der Rekonstruktion addiert werden, so daß bei Bewegungsartefakten der nicht verwertbare Teil der Aufnahme verworfen werden kann

Achtung:
- bei fraglichen Befunden im Abdomen evtl. nach Darmentleerung erneute Aufnahmen anfertigen
- die Anreicherung von ^{67}Ga-Citrat erfolgt auch in Tumoren
- ^{67}Ga ist ein Zyklotronprodukt und muß einige Tage vor der Untersuchung bestellt werden
- bevor der Patient die Abteilung verläßt, alle Aufnahmen auf Bewegungsartefakte überprüfen

1.4   Entzündungsszintigraphie mit ^{111}In-Oxin-markierten Leukozyten

Prinzip:
- Diapedese (vermehrter Durchtritt von Leukozyten durch die Wand der Blutkapillaren) und Anreicherung von radioaktiv markierten Leukozyten in den Entzündungsherden
- Darstellung der Lokalisation und des Ausmasses von entzündlichen Prozessen

Häufigste Indikationen:
- Verdacht auf Entzündungen, Fokussuche insbesondere im Bereich des Abdomens

Patientenvorbereitung:
- keine spezielle Vorbereitung

Radionuklid:
- ^{111}In-Oxin

Aktivitätsmenge:
- 20 MBq

Positionierung:
- im Liegen oder im Sitzen

Kollimator:
- ME

Aufnahmezeitpunkt:
- 4 und 24 Stunden p.i.

Untersuchungsablauf:
- i.v. Injektion

nach 4 Stunden:
- Ganzkörperaufnahmen von Anterior und Posterior (5 cm/Minute)
- evtl. statische Aufnahmen (10 Minuten/Bild, 128 x 128 Matrix)
- evtl. SPECT-Aufnahme (gesamt 360°, 40 Sekunden/Bild, 128 x 128 Matrix)

nach 24 Stunden:
- Ganzkörperaufnahmen von Anterior und Posterior (5 cm/Minute)
- evtl. statische Aufnahmen (10 Minuten/Bild, 128 x 128 Matrix)
- evtl. SPECT-Aufnahme (gesamt 360°, 40 Sekunden/Bild, 128 x 128 Matrix)

Auswertung:
- visuell

SPECT:
- gefilterte Rückprojektion und Postfilterung
- Rekonstruktion der Schichten in transversaler, coronarer und sagittaler Schnittführung

Tipps:
in vitro Markierung der Leukozyten:
- Blutentnahme
- Isolierung der Leukozyten durch Differenzialzentrifugation
- Markierung der Zellen mit ^{111}In-Oxin

- in der statischen Aufnahme nach 4 Stunden dient die Bestimmung der maximalen Aktivität in der Milz als in-vivo-Qualitätskontrolle der spezifischen Leukozytenfunktion
- die SPECT-Aufnahme kann in zwei oder drei aufeinanderfolgenden, zeitlich verkürzten Rotationen akquiriert werden, die vor der Rekonstruktion addiert werden, so daß bei Bewegungsartefakten der nicht verwertbare Teil der Aufnahme verworfen werden kann

Achtung:
- ^{111}In ist ein Zyklotronprodukt und muß einige Tage vor der Untersuchung bestellt werden
- bevor der Patient die Abteilung verläßt, alle Aufnahmen auf Bewegungsartefakte überprüfen

2   Gastro-Intestinale Diagnostik

2.1   Ösophagusfunktionsszintigraphie mit ^{99m}Tc-Zinnkolloid

Prinzip:
- Prüfung der Ösophagusmotilität durch Schlucken der radioaktiv markierten Flüssigkeit

Häufigste Indikationen:
- Bindegewebserkrankungen / Kollagenosen
- Polymyositis
- Dysphagie
- Achalasie
- Myasthenia Gravis
- Anorexia nervosa

Patientenvorbereitung:
- keine spezielle Vorbereitung

Radionuklid:
- ^{99m}Tc-Zinnkolloid

Testmahlzeit:
- 60 g Milchbrei (z.B. Alete-Milch-Fertigbrei) in der Mischung 20 g Brei + 40 ml Wasser anrühren; Radiopharmakon in den Brei einrühren

Aktivitätsmenge:
- 40 MBq

Positionierung:
- im Liegen, Kopf nur leicht erhöht
- Kamera von Posterior

Kollimator: • LEHR

Aufnahmezeitpunkt: • mit der oralen Applikation

Untersuchungsablauf:
- Brei aufteilen in 6 Löffel je 10 g und alle 30 Sekunden (alle 40 Bilder) einen Löffel füttern; Patient soll den Brei in einem Schluck hinunterschlucken und nicht nachschlucken bis zum nächsten Löffel
- dynamische Aufnahmen über 192 Sekunden (240 Bilder, 0,8 Sekunden/Bild, 64 x 64 Matrix)

Auswertung:
- Erstellung kondensierter Bildsequenzen zur visuellen Beurteilung

Quantifizierung:
- Berechnung einer prozentualen Entleerung für den Summenschluck

Tipps:
- vor der Untersuchung den Ablauf mit dem Patienten üben

Achtung:
- die Untersuchung führt nur zum gewünschten Ergebnis, wenn der Patient den Ablauf verstanden hat und entsprechend kooperativ ist
- es darf kein Radiopharmakon verwendet werden, das von der Schleimhaut in Ösophagus oder Magen resorbiert werden kann
- bevor der Patient die Abteilung verläßt, alle Aufnahmen auf Bewegungsartefakte überprüfen

2.2   Magenfunktionsszintigraphie mit ^{99m}Tc-Zinnkolloid

Prinzip:
- Beurteilung der Magenentleerung und -motilität durch Einnehmen einer radioaktiv markierten Testmahlzeit

Häufigste Indikationen:
- Gastroparese, z.B. bei Diabetes mellitus
- postoperative Funktionsstörungen
- Oberbauchbeschwerden
- Kollagenosen
- Pylorusstenose

Patientenvorbereitung:
- Patient sollte 8 Stunden nüchtern sein
- Beginn der Untersuchung vor 9:30 Uhr wegen des Nüchternsekrets
- bei Diabetikern Insulininjektion und Blutzuckerbestimmung ca. 30 Minuten vor Untersuchungsbeginn

Radionuklid:
- ^{99m}Tc-Zinnkolloid in 400 ml Haferbrei

Testmahlzeit:
- 25 g Schmelzflocken in 400 ml warmen Wasser auflösen, 30 Minuten ziehen lassen

Aktivitätsmenge:
- 75 MBq

Positionierung:
- im Sitzen
- Kamera von LAO (ca. 30°)
- Magen zentriert

Kollimator:
- LEHR

Aufnahmezeitpunkt:
- mit Schlucken des Haferbreis

Untersuchungsablauf:
- Haferbrei trinken lassen
- dynamische Aufnahmen über 45 Minuten (900 Bilder, 3 Sekunden/Bild, 64 x 64 Matrix)

Auswertung:
- Addition der dynamischen Aufnahmen zu 15-Sekunden Bildern zur visuellen Beurteilung
- Erstellung kondensierter Bildsequenzen zur Beurteilung der Magenmotilität

Quantifizierung:
- ROI über dem Magen
- Erstellung einer Zeit-Aktivitäts-Kurve
- Quantifizierung der Magenentleerungszeiten $T_{1/2}$ (min), Retention (%) zu verschiedenen Zeiten, prozentuale Entleerungsrate (%/min)

Tipps:
- zur besseren Zentrierung vor Beginn der Untersuchung 1 Schluck Haferschleim trinken lassen; der Magen stellt sich dadurch vorab dar

Achtung:
- Patient bequem und stabil positionieren
- Untersuchung nicht durchführen, wenn der Blutzucker >200 mg/dl
- bevor der Patient die Abteilung verläßt, alle Aufnahmen auf Bewegungsartefakte überprüfen

2.3   Suche nach einem Meckelschen Divertikel mit ^{99m}Tc-Pertechnetat

Prinzip:
- das Meckelsche Divertikel ist eine Ausstülpung der Dünndarmwand und enthält häufig ektope Magenschleimhaut, welche sich durch die Anreicherung von ^{99m}Tc-Pertechnetat darstellen läßt

Häufigste Indikationen:
- Suche nach einem Meckelschen Divertikel als Blutungsquelle

Patientenvorbereitung:
- Patient sollte einige Stunden nüchtern sein

Radionuklid:
- ^{99m}Tc-Pertechnetat

Aktivitätsmenge:
- 200 MBq

Positionierung:
- im Liegen
- Kamera von Anterior (und Posterior falls eine Doppelkopfkamera vorhanden ist)
- gesamtes Abdomen im Gesichtsfeld (Leberoberrand bis Harnblase)

Kollimator:
- LEHR

Aufnahmezeitpunkt:
- mit der Injektion

Untersuchungsablauf:
- i.v. Injektion
- dynamische Aufnahmen bis 60 Minuten p.i. (60 Bilder, 60 Sekunden/Bild, 128 x 128 Matrix)

Auswertung:
- visuell

Quantifizierung:

- evtl. ROI's über den Magen und die verdächtige Region
- Erstellung von Zeit-Aktivitäts-Kurven

Tipps:
- Pentagastrin-Stimulation fördert die Aufnahme von ^{99m}Tc-Pertechnetat in die Zelle
- H$_2$-Blocker hemmen die Freisetzung von ^{99m}Tc-Pertechnetat aus der Zelle

Achtung:
- keine Natriumperchlorat-Gabe, da sonst die Aufnahme des ^{99m}Tc-Pertechnetat in die Magenschleimhaut blockiert ist
- eine ^{99m}Tc-Pertechnetat-Anreicherung ist nicht beweisend für ein Meckelsches Divertikel, da auch andere Ursachen zu einer ^{99m}Tc-Pertechnetat-Speicherung führen können (z.B. entzündliche Prozesse)
- Anreicherungen in einseitig erweiterten Nierenbecken können zu Fehldiagnosen führen; seitliche und/oder Posteriore Aufnahmen sowie ggf. eine Nierenmarkierung mit ^{99m}Tc-MAG3 können hier differenzialdiagnostisch hilfreich sein
- bevor der Patient die Abteilung verläßt, alle Aufnahmen auf Bewegungsartefakte überprüfen

2.4 Blutungsquellensuche mit ^{99m}Tc-markierten Erythrozyten

Prinzip:
- Darstellung von ^{99m}Tc-markierten Erythrozyten außerhalb der großen Gefäße
- durch den langen intravasalen Aktivitätsaufenthalt sind auch gering blutende Bereiche darstellbar

Häufigste Indikationen:
- blutende Polypen und Tumoren
- Hämatemesis

Patientenvorbereitung:
- um eine Aufnahme von freiem ^{99m}Tc-Pertechnetat in der Schilddrüse und der Magenschleimhaut zu verhindern, Gabe von z.B. Natriumperchlorat Tropfen 10 mg / kg KG, mindestens 150 mg

Radionuklid:
- ^{99m}Tc-markierte Erythrozyten (in vivo oder in vitro markiert)

Aktivitätsmenge:
- 600 MBq

Positionierung:
- im Liegen
- Kamera von Anterior (und Posterior falls eine Doppelkopfkamera vorhanden ist)
- gesamtes Abdomen im Gesichtsfeld (Leberoberrand bis Harnblase)

Kollimator:
- LEHR

Aufnahmezeitpunkt:
- mit der Injektion

Untersuchungsablauf:
- i.v. Injektion
- dynamische Aufnahmen bis 61 Minuten p.i. (20 Bilder, 3 Sekunden/Bild, 128 x 128 Matrix, dann 20 Bilder, 3 Minuten/Bild 128 x 128 Matrix)

- statische Aufnahmen bis 24 Stunden p.i.
  (10 Minuten/Bild, 128 x 128 Matrix)
- evtl. SPECT-Aufnahme (gesamt 360°, 30 Sekunden/Bild, 128 x 128 Matrix)

Auswertung:
- visuell

SPECT:
- gefilterte Rückprojektion und Postfilterung
- Rekonstruktion der Schichten in transversaler, coronarer und sagittaler Schnittführung

Tipps:
- Blutungen in den Darm bewegen sich mit der Darmmotorik
- die SPECT-Aufnahme kann in zwei oder drei aufeinanderfolgenden, zeitlich verkürzten Rotationen akquiriert werden, die vor der Rekonstruktion addiert werden, so daß bei Bewegungsartefakten der nicht verwertbare Teil der Aufnahme verworfen werden kann

Achtung:
- Blutungen in den Darm können sich möglicherweise erst einige Stunden p.i. darstellen
- bevor der Patient die Abteilung verläßt, alle Aufnahmen auf Bewegungsartefakte überprüfen

3 Herzdiagnostik

3.1 First-Pass-Szintigraphie

Prinzip:
- Darstellung der Ventrikelfunktion in Ruhe und/oder Belastung durch die Anreicherung des markierten Blutes in den Ventrikeln und einer ausreichenden Anzahl von Aufnahmen pro Herzzyklus mit ausreichender Impulszahl
- quantitative Auswertung der Ejektionsfraktion und Wandbewegungsanalyse
- eine erniedrigte Ejektionsfraktion des linken Ventrikels kann ein Zeichen einer Myokardschädigung oder Klappenvitium sein

Häufigste Indikationen:
- Relevanz einer Aorteninsuffizienz
- Verlaufsuntersuchungen bei Kardiomyopathie
- Verdacht auf koronare Herzkrankheit
- Differenzierung zwischen Ischämie und Narbe (Myokardinfarkt)
- Follow-Up nach Bypass-OP oder PTCA
- Herzleistung vor und nach Chemotherapie
- Beurteilung der Funktion des rechten Ventrikels

Patientenvorbereitung:
- siehe Myokardperfusion, wenn anschließend eine Myokardperfusion erfolgt
- siehe RNV, wenn anschließend eine RNV erfolgt
- Kanüle möglichst in herznaher, großer Vene platzieren (Cubitalvene oder Vena jugularis)
- keine spezielle Vorbereitung, wenn keine weitere Untersuchung erfolgt

Radionuklid:
- siehe Myokardperfusion, wenn anschließend eine Myokardperfusion erfolgt
- siehe RNV, wenn anschließend eine RNV erfolgt
- alternativ eine ^{99m}Tc-markierte Substanz, die einer schnellen Clearance unterliegt (z.B. ^{99m}Tc-DTPA oder ^{99m}Tc-MAG3)

Aktivitätsmenge:
- siehe Myokardperfusion, wenn anschließend eine Myokardperfusion erfolgt
- siehe RNV, wenn anschließend eine RNV erfolgt
- Multikristallkamera mindestens 300 MBq
- Einkristallkamera mindestens 700 MBq

Positionierung:
- im Liegen oder im Sitzen
- Kamera von Anterior oder RAO 30°
- Herz zentriert

Kollimator:
- HS, falls vorhanden UHS bei Einkristallkameras

Aufnahmezeitpunkt:
- Start mit Bolus-Injektion; schnelle Injektion (FWHM < 1 Sekunde)

Untersuchungsablauf:
Belastung:
- Herzbelastungstest möglichst ergometrisch (alternativ: medikamentös)
- i.v. Injektion
- Sequenzaufnahmen (20-50 ms/Bild in Abhängigkeit von der Herzfrequenz, mindestens 25 Bilder/Herzzyklus, Aufnahme des ersten vollständigen Herzzyklus von R-Zacke zu R-Zacke, 32 x 32 Matrix bei Einkristallkameras, 20 x 20 Matrix bei Multikristallkameras)

Ruhe:
- i.v. Injektion
- Sequenzaufnahmen (20-50 ms/Bild in Abhängigkeit von der Herzfrequenz, mindestens 25 Bilder/Herzzyklus, Aufnahme des ersten vollständigen Herzzyklus von R-Zacke zu R-Zacke, 32 x 32 Matrix bei Einkristallkameras, 20 x 20 Matrix bei Multikristallkameras)

Auswertung:

Quantifizierung:
- ROI über den linken Ventrikel in der Enddiastole und Endsystole
- Untergrund-ROI neben den linken Ventrikel zur Korrektur der überlagerten Aktivitäten
- Berechnung der LVEF
- Wandbewegungsanalyse

Tipps:
- die First-Pass-Aufnahme ist in Kombination mit der Myokardperfusion oder der RNV möglich
- für diese Untersuchung sind besonders gut spezielle Multikristallkameras geeignet, da sie eine sehr gute Impulsausbeute bei geringer Aktivitätsmenge ermöglichen (z.B. 20 x 20 Matrix bei 400 Kristallen)

Achtung:
- grundsätzlich ist eine Akquisition in RAO-Position vorzuziehen; diese ist jedoch unter Belastung problematischer als die Anteriore Position (Bewegungsartefakte)
- bevor der Patient die Abteilung verläßt, alle Aufnahmen auf Bewegungsartefakte überprüfen

3.2   Myokardperfusionsszintigraphie mit ^{99m}Tc-Isonitrilderivaten (Eintagesprotokoll, Belastungs- und Ruheuntersuchung an einem Tag)

Prinzip:

- Akkumulation des Radiopharmakons im vitalen Myokard in Abhängigkeit von der Durchblutung; durch die im Vergleich zum rechten Ventrikel größere Muskelmasse des linken Ventrikels wird nur dieser beurteilbar dargestellt
- Extraktion des ^{99m}Tc-Isonitrilderivates aus dem Blut bei der Passage des Myokards (durch die Lipophilie der Substanz erfolgt deren Diffusion durch die Membranen)
- Bindung des ^{99m}Tc-Isonitrilderivates an zytoplasmatisches Protein (kein signifikanter Efflux)

Häufigste Indikationen:

- Verdacht auf koronare Herzkrankheit
- Identifizierung einer belastungsabhängigen Ischämie und von Myokardnarben
- Follow-Up nach Bypass-OP oder PTCA
- koronare Risikoabschätzung prä operativ

Patientenvorbereitung:

- nüchtern
- herzwirksame Medikamente je nach Halbwertszeit des Medikaments vorher absetzen (insbesondere ß-Blocker, Nitrate; ACE-Hemmer können eingenommen werden)
- aktuelles Belastungs-EKG mitbringen lassen
- mögliche Belastungsart (ergometrisch oder medikamentös) bestimmen

Radionuklid:

- ^{99m}Tc-Isonitrilderivate (z.B. ^{99m}Tc-MIBI oder ^{99m}Tc-Tetrofosmin)

Aktivitätsmenge:

- *1. Untersuchung (z.B. Belastung):*
  mindestens 300 MBq;
  evtl. an das Körpergewicht adaptiert 4 MBq/kg Körpergewicht

- *2. Untersuchung (z.B. Ruhe):*
  mindestens 700 MBq;
  evtl. an das Körpergewicht adaptiert 10 MBq/kg
  Körpergewicht

Positionierung:
- in Rückenlage oder in Bauchlage
- Arme über dem Kopf

Kollimator:
- LEHR

Aufnahmezeitpunkt:
- frühestens 1 Stunde p.i.

Untersuchungsablauf:
- Herzbelastungstest ergometrisch oder medikamentös
- i.v. Injektion
- Reizmahlzeiz

nach 1 Stunde:
- SPECT-Aufnahme (mindestens 180° von RAO über Links lateral nach LPO, 10 Sekunden/Bild, 64 x 64 Matrix)
- direkt im Anschluß an die erste Aufnahme kann die Injektion für die zweite Untersuchung erfolgen

nach 1 Stunde:
- SPECT-Aufnahme (mindestens 180° von RAO über Links lateral nach LPO, 10 Sekunden/Bild, 64 x 64 Matrix)

Auswertung:
SPECT:
- gefilterte Rückprojektion und Postfilterung oder
- iterative Rekonstruktion (Postfilterung je nach Angaben des Herstellers)
- Rekonstruktion der Schichten entlang der Herzachsen: Kurzachsenschnitte, horizontale Längsachsenschnitte und vertikale Längsachsenschnitte

Tipps:
- zur Reduzierung der Aktivitätsanreicherung in Leber und Darm eignet sich als Reizmahlzeit die Gabe von einem Becher Kondensmilch (hoher Fettgehalt)
- die Aufnahmen sind auch als Gated-SPECT (EKG-Triggerung) möglich; dadurch lassen sich Schnittbilder in der enddiastolischen und/oder endsystolischen Phase erstellen; man erhält außerdem eine Aussage über die Ejektionsfraktion und die Wandbewegung des Herzmuskels
- die medikamentöse Herzbelastung kann je nach Anamnese des Patienten mit Dobutamin, Dipyridamol oder Adenosin erfolgen (Dosierung nach Angaben des Herstellers)
- die ergometrische Belastung kann z.B. auf einem Fahrrad oder einem Laufband erfolgen
- die SPECT-Aufnahme kann in zwei oder drei aufeinanderfolgenden, zeitlich verkürzten Rotationen akquiriert werden, die vor der Rekonstruktion addiert werden, so daß bei Bewegungsartefakten der nicht verwertbare Teil der Aufnahme verworfen werden kann

Achtung:
- die Untersuchung ist auch als 2-Tages Protokoll möglich: Belastungs- und Ruheuntersuchung an zwei verschiedenen Tagen
- verschiedene Kamerahersteller bieten für die Akquisition eine simultane Transmissionsmessung durch eine externe Transmissionsquelle zur individuellen Schwächungskorrektur an
- beurteilt wird nur der linke Ventrikel
- eine Änderung der Reihenfolge von Belastungs- und Ruheuntersuchung ist möglich und zum Teil sinnvoll
- bevor der Patient die Abteilung verläßt, alle Aufnahmen auf Bewegungsartefakte überprüfen

3.3 Myokardperfusionsszintigraphie mit ^{99m}Tc-Isonitrilderivaten (Zweitagesprotokoll, Belastungs- und Ruheuntersuchung an unterschiedlichen Tagen)

Prinzip:
- Akkumulation des Radiopharmakons im vitalen Myokard in Abhängigkeit von der Durchblutung; durch die im Vergleich zum rechten Ventrikel größere Muskelmasse des linken Ventrikels wird nur dieser beurteilbar dargestellt
- Extraktion des ^{99m}Tc-Isonitrilderivates aus dem Blut bei der Passage des Myokards (durch die Lipophilie der Substanz erfolgt deren Diffusion durch die Membranen)
- Bindung des ^{99m}Tc-Isonitrilderivates an zytoplasmatisches Protein (kein signifikanter Efflux)

Häufigste Indikationen:
- Verdacht auf koronare Herzkrankheit
- Identifizierung einer belastungsabhängigen Ischämie und von Myokardnarben
- Follow-Up nach Bypass-OP oder PTCA
- koronare Risikoabschätzung prä operativ

Patientenvorbereitung:
- nüchtern
- herzwirksame Medikamente je nach Halbwertszeit des Medikaments vorher absetzen (insbesondere ß-Blocker, Nitrate; ACE-Hemmer können eingenommen werden)
- aktuelles Belastungs-EKG mitbringen lassen
- mögliche Belastungsart (ergometrisch oder medikamentös) bestimmen

Radionuklid:
- ^{99m}Tc-Isonitrilderivate (z.B. ^{99m}Tc-MIBI oder ^{99m}Tc-Tetrofosmin)

Aktivitätsmenge:
- *1. Untersuchung (z.B. Belastung):* mindestens 300 MBq; evtl. an das Körpergewicht adaptiert 4 MBq/kg Körpergewicht an einem anderen Tag:

- *2. Untersuchung (z.B. Ruhe):*
  mindestens 300 MBq;
  evtl. an das Körpergewicht adaptiert 4 MBq/kg
  Körpergewicht

Positionierung:
- in Rückenlage oder in Bauchlage
- Arme über dem Kopf

Kollimator:
- LEHR

Aufnahmezeitpunkt:
- frühestens 1 Stunde p.i.

Untersuchungsablauf:
Belastung:
- Herzbelastungstest ergometrisch oder medikamentös
- i.v. Injektion
- Reizmahlzeiz

nach 1 Stunde:
- SPECT-Aufnahme (mindestens 180° von RAO über Links lateral nach LPO), 10 Sekunden/Bild, 64 x 64 Matrix)

Ruhe:
- i.v. Injektion
- Reizmahlzeit

nach 1 Stunde:
- SPECT-Aufnahme (mindestens 180° von RAO über Links lateral nach LPO), 10 Sekunden/Bild, 64 x 64 Matrix)

Auswertung:
SPECT:
- gefilterte Rückprojektion und Postfilterung oder
- iterative Rekonstruktion (Postfilterung je nach Angaben des Herstellers)
- Rekonstruktion der Schichten entlang der Herzachsen: Kurzachsenschnitte, horizontale Längsachsenschnitte und vertikale Längsachsenschnitte

Tipps:
- zur Reduzierung der Aktivitätsanreicherung in Leber und Darm eignet sich als Reizmahlzeit die Gabe von einem Becher Kondensmilch (hoher Fettgehalt)
- die Aufnahmen sind auch als Gated-SPECT (EKG-Triggerung) möglich; dadurch lassen sich Schnittbilder in der enddiastolischen und/oder endsystolischen Phase erstellen; man erhält außerdem eine Aussage über die Ejektionsfraktion und die Wandbewegung des Herzmuskels
- die medikamentöse Herzbelastung kann je nach Anamnese des Patienten mit Dobutamin, Dipyridamol oder Adenosin erfolgen (Dosierung nach Angaben des Herstellers)
- die ergometrische Belastung kann z.B. auf einem Fahrrad oder einem Laufband erfolgen
- die SPECT-Aufnahme kann in zwei oder drei aufeinanderfolgenden, zeitlich verkürzten Rotationen akquiriert werden, die vor der Rekonstruktion addiert werden, so daß bei Bewegungsartefakten der nicht verwertbare Teil der Aufnahme verworfen werden kann

Achtung:
- die Untersuchung ist auch als 1-Tages Protokoll möglich: Belastungs- und Ruheuntersuchung an einem Tag
- verschiedene Kamerahersteller bieten für die Akquisition eine simultane Transmissionsmessung durch eine externe Transmissionsquelle zur individuellen Schwächungskorrektur an
- beurteilt wird nur der linke Ventrikel
- eine Änderung der Reihenfolge von Belastungs- und Ruheuntersuchung ist möglich und zum Teil sinnvoll
- bevor der Patient die Abteilung verläßt, alle Aufnahmen auf Bewegungsartefakte überprüfen

3.4   Myokardperfusionsszintigraphie mit ^{201}Tl-Chlorid

Prinzip:
- Akkumulation des Radiopharmakons im vitalen Myokard in Abhängigkeit von der Durchblutung
- Extraktion des ^{201}Tl-Chlorid aus dem Blut bei der Passage des Myokards (K$^+$-Analogon)
- ^{201}Tl-Chlorid hat eine langsame Clearance aus dem Myokard

Häufigste Indikationen:
- Verdacht auf koronare Herzkrankheit
- Identifizierung einer belastungsabhängigen Ischämie und von Myokardnarben
- Follow-Up nach Bypass-OP oder PTCA
- koronare Risikoabschätzung prä operativ
- Vitalitätsdiagnostik (durch Reinjektion)

Patientenvorbereitung:
- nüchtern
- herzwirksame Medikamente je nach Halbwertszeit des Medikaments vorher absetzen (insbesondere ß-Blocker, Nitrate; ACE-Hemmer können eingenommen werden)
- aktuelles Belastungs-EKG mitbringen lassen
- mögliche Belastungsart (ergometrisch oder medikamentös) bestimmen

Radionuklid:
- ^{201}Tl-Chlorid

Aktivitätsmenge:
- 75 – 120 MBq
- bei anschließender Reinjektion 30 – 60 MBq

Positionierung:
- in Rückenlage oder in Bauchlage
- Arme über dem Kopf

Kollimator:
- LEHR oder LEAP

Aufnahmezeitpunkt:

- Belastungsaufnahme direkt nach der Belastung und der Injektion
- Ruheaufnahme 3 Stunden nach der Injektion für die Belastung
- bei Reinjektion Aufnahme 1 Stunde nach der Injektion

Untersuchungsablauf:

- Herzbelastungstest ergometrisch oder medikamentös

direkt im Anschluß an die Belastung (Belastungsaufnahme):
- SPECT-Aufnahme (mindestens 180° von RAO über Links lateral nach LPO), 10 Sekunden/Bild, 64 x 64 Matrix)
- Patient muß weiter nüchtern bleiben und bis zur Ruheaufnahme körperliche Ruhe einhalten

3 Stunden p.i. (Ruheaufnahme):
- SPECT-Aufnahme (mindestens 180° von RAO über Links lateral nach LPO), 10 Sekunden/Bild, 64 x 64 Matrix)
- evtl. Reinjektion im Anschluß an die Ruheakquisition

1 Stunde p.i. (Reinjektion):
- SPECT-Aufnahme (mindestens 180° von RAO über Links lateral nach LPO), 10 Sekunden/Bild, 64 x 64 Matrix)

Auswertung:

SPECT:
- gefilterte Rückprojektion und Postfilterung
- Rekonstruktion der Schichten entlang der Herzachsen: Kurzachsenschnitte, horizontale Längsachsenschnitte und vertikale Längsachsenschnitte

Tipps:
- zur Beurteilung des vitalen Myokards eignen sich die Reinjektionsaufnahmen
- die Untersuchung kann auch als 2-Tagesprotokoll durchgeführt werden, mit Injektion von ^{99m}Tc-Isonitrilderivaten für die Belastungsaufnahme und Injektion von ^{201}Tl-Chlorid für die Ruheaufnahme
- die SPECT-Aufnahme kann in zwei oder drei aufeinanderfolgenden, zeitlich verkürzten Rotationen akquiriert werden, die vor der Rekonstruktion addiert werden, so daß bei Bewegungsartefakten der nicht verwertbare Teil der Aufnahme verworfen werden kann

Achtung:
- der Patient muß während der ganzen Untersuchung nüchtern bleiben
- ist nur eine Ruheuntersuchung nötig, wird die Aufnahme direkt nach der Injektion durchgeführt
- ^{201}Tl-Chlorid zeichnet sich im Gegensatz zu ^{99m}Tc-Isonitrilderivaten durch eine schlechtere Bildqualität und eine höhere Strahlenexposition aus
- bevor der Patient die Abteilung verläßt, alle Aufnahmen auf Bewegungsartefakte überprüfen

3.5 Radionuklidventrikulographie mit ^{99m}Tc-markierten Erythrozyten

Prinzip:
- eine erniedrigte Ejektionsfraktion des linken Ventrikels kann ein Zeichen einer Myokardschädigung sein (Klappenvitium)
- Darstellung der Ventrikelfunktion durch eine Markierung des Blutes in den Ventrikeln und einer ausreichenden Anzahl von Aufnahmen pro Herzzyklus mit ausreichender Impulszahl
- quantitative Auswertung der Ejektionsfraktion und Wandbewegungsanalyse

Häufigste Indikationen:
- Relevanz einer Aorteninsuffizienz
- Verlaufsuntersuchungen bei Kardiomyopathie
- Verdacht auf koronare Herzkrankheit
- Differenzierung zwischen Ischämie und Narbe (Myokardinfarkt)
- Follow-Up nach Bypass-OP oder PTCA
- Herzleistung vor und nach Chemotherapie

Patientenvorbereitung:
- um eine Aufnahme von freiem ^{99m}Tc-Pertechnetat in der Schilddrüse und der Magenschleimhaut zu verhindern, Gabe von z.B. Natriumperchlorat Tropfen 10 mg / kg KG, mindestens 150 mg

Radionuklid:
- ^{99m}Tc-markierte Erythrozyten (in vivo oder in vitro markiert)

Aktivitätsmenge:
- 600–900 MBq

Positionierung:
- im Liegen
- Kamera von LAO
- linker Ventrikel muß separat dargestellt sein

Kollimator:
- LEHR oder LEAP

Aufnahmezeitpunkt: • direkt nach der Belastungs- bzw. Ruheinjektion

Untersuchungsablauf: *Belastung:*
- i.v. Injektion
- Belastungstest ergometrisch
- EKG-getriggerte Sequenzaufnahme (20–50 ms/ Bild in Abhängigkeit von der Herzfrequenz, 24–32 Bilder/Herzzyklus, 3 Minuten Aufnahmezeit, 10–15% Fensterbreite im Histogramm der Herzfrequenz, 64 x 64 Matrix)

Ruhe:
- i.v. Injektion
- EKG-getriggerte Sequenzaufnahme (20–50 ms/ Bild in Abhängigkeit von der Herzfrequenz, 24–32 Bilder/Herzzyklus, 10 Minuten Aufnahmezeit, mindestens 100 Herzzyklen, 10–15% Fensterbreite im Histogramm der Herzfrequenz, 64 x 64 Matrix)

Auswertung: *Quantfizierung:*
- Ausschluß der abnormen Schläge, sowie des nachfolgenden Schlages vor der Quantifizierung
- ROI über den linken Ventrikel in der Enddiastole und Endsystole
- Background-ROI neben den linken Ventrikel zur Korrektur der überlagernden Aktivitäten
- Berechnung der LVEF
- Wandbewegungsanalyse z.B. durch Ermittlung von Phasenbildern

Tipps:
- bei bestimmten Fragestellungen kann die Positionierung der Kamera auch von Anterior, RAO oder Links lateral sein

Achtung:
- es sollte zu einer überlagerungsfreien Darstellung des rechten und linken Ventrikels kommen
- bevor der Patient die Abteilung verläßt, alle Aufnahmen auf Bewegungsartefakte überprüfen

4 Hirndiagnostik

4.1 Hirnperfusion mit ^{99m}Tc-markierten, lipophilen Substanzen

Prinzip:

- die ^{99m}Tc-markierten, lipophilen Substanzen überwinden durch passiven Transport die Blut-Hirn-Schranke und werden durch Enzyme in lipophile und hydrophile Substanzen umgewandelt
- die lipophilen Komplexe werden in kurzer Zeit ausgewaschen und ausgeschieden
- die hydrophilen Komplexe können die Blut-Hirn-Schranke nicht überwinden
- die Verteilung des Radiopharmakons im Gehirn entspricht dem regionalen cerebralen Blutfluß (rCBF)

Häufigste Indikationen:

- Epilepsie
- akute und cerebrovaskuläre Insuffizienz
- demenzielle Erkrankungen (z.B. Morbus Alzheimer)
- primäre Hirntumore
- Hirntod-Bestimmung

Patientenvorbereitung:

- Verweilkanüle legen
- 15 Minuten vor Injektion den Patienten in einen schallgeschützten, abgedunkelten Raum legen
- Injektion unter Ruhebedingungen
- nach Injektion den Patienten weitere 15 Minuten in Ruhe liegen lassen
- bei iktaler Diagnostik Injektion des Radiopharmakons unmittelbar nach Anfallsbeginn auf einer entsprechenden Überwachungsstation

Radionuklid:	• ^{99m}Tc-HMPAO oder ^{99m}Tc-ECD
Aktivitätsmenge:	• 600 MBq
Positionierung:	• im Liegen • Kopf symmetrisch, gut fixiert
Kollimator:	• LEHR oder LEHR-fan beam
Aufnahmezeitpunkt:	• 20 Minuten p.i. (HMPAO), 1 Stunde p.i. (ECD)
Untersuchungsablauf:	• i.v. Injektion

nach 20 Minuten oder nach 1 Stunde (abhängig vom Radiopharmakon):
- SPECT-Aufnahme (gesamt 360°, 40 Sekunden/ Bild, 128 x 128 Matrix)

Auswertung:

SPECT:
- gefilterte Rückprojektion und Postfilterung
- wenn möglich homogene Schwächungskorrektur
- Rekonstruktion der Schichten in transversaler, coronarer und sagittaler Schnittführung mit Ausrichtung an der Orbito-Meatalebene

Semi-Quantifizierung:
- der Anatomie des Hirns angepaßte ROI's
- die ROI's müssen für die beiden Hemisphären des Hirns identisch sein (wenn möglich die ROI's auf die Gegenseite des Hirns spiegeln), da ein Seitenvergleich berechnet werden soll
- Berechnung von Quotienten für die entsprechenden ROI's beider Hemisphären (Seitenvergleich)

Tipps:
- die SPECT-Aufnahme kann in zwei oder drei aufeinanderfolgenden, zeitlich verkürzten Rotationen akquiriert werden, die vor der Rekonstruktion addiert werden, so daß bei Bewegungsartefakten der nicht verwertbare Teil der Aufnahme verworfen werden kann

Achtung:
- Qualitätskontrolle des Radiopharmakons auf radiochemische Reinheit vor der Injektion durchführen, da die Markierung anfällig ist
- ^{99m}Tc-HMPAO sollte in einem Zeitraum von maximal 30 Minuten nach der Präparation injiziert werden
- zur Bestimmung der Reservekapazität kann die gleiche Untersuchung zusätzlich unter Diamox-Medikation an einem weiteren Tag durchgeführt werden (1 g Diamox gelöst in 10 ml aqua injectabilia 15 Minuten vor Injektion des Radiopharmakons injizieren); die Untersuchung sollte genau mit dem behandelnden Arzt abgesprochen werden, da Diamox ein hochwirksames Mittel ist
- bevor der Patient die Abteilung verläßt, alle Aufnahmen auf Bewegungsartefakte überprüfen

4.2   Rezeptorszintigraphie mit ^{123}I-IBZM

Prinzip:
- ^{123}I-IBZM ist ein Dopamin-D2-Rezeptor-Antagonist
- Darstellung des postsynaptischen Dopamin-D2-Rezeptors des dopaminergen Systems

Häufigste Indikationen:
- Morbus Parkinson
- Multisystemerkrankungen
- Schizophrenie-Patienten unter Neuroleptikamedikation

Patientenvorbereitung:
- Neuroleptika, Dopaminantagonisten, L-Dopa, Ca-Antagonisten vom Flunarizintyp und Cinnarizintyp und Antiemetika müssen rechtzeitig abgesetzt werden (wenn keine Untersuchung unter Medikation geplant ist)
- um eine Aufnahme von freiem ^{123}I in der Schilddrüse zu verhindern, Gabe von z.B. Natriumperchlorat Tropfen 10 mg/kg KG, mindestens 150 mg

Radionuklid:
- ^{123}I-IBZM

Aktivitätsmenge:
- 200 MBq

Positionierung:
- im Liegen
- Kopf symmetrisch, gut fixiert

Kollimator:
- LEHR oder LEHR-fan beam

Aufnahmezeitpunkt:
- 2 Stunden p.i.

Untersuchungsablauf:

- i.v. Injektion

  nach 2 Stunden:
  - SPECT-Aufnahme (gesamt 360°, 40 Sekunden/ Bild, 128 x 128 Matrix)

Auswertung:

SPECT:
- gefilterte Rückprojektion und Postfilterung
- wenn möglich homogene Schwächungskorrektur
- Rekonstruktion der Schichten in transversaler, coronarer und sagittaler Schnittführung mit Ausrichtung an der Orbito-Meatalebene

Semi-Quantifizierung:
- der Anatomie angepaßte ROI's über die Basalganglien, den frontalen Cortex, den occipitalen Cortex und das Cerebellum
- Berechnung von Quotienten zwischen Arealen hoher Dopamin-D2-Rezeptor-Dichte (Striatum) und niedriger Dichte (frontaler, occipitaler Cortex, Cerebellum)

Tipps:
- die SPECT-Aufnahme kann in zwei oder drei aufeinanderfolgenden, zeitlich verkürzten Rotationen akquiriert werden, die vor der Rekonstruktion addiert werden, so daß bei Bewegungsartefakten der nicht verwertbare Teil der Aufnahme verworfen werden kann

Achtung:
- bevor der Patient die Abteilung verläßt, alle Aufnahmen auf Bewegungsartefakte überprüfen

4.3   Liquorszintigraphie mit ^{111}In-DTPA

Prinzip:
- ^{111}In-DTPA wird in den äußeren Liquorraum injiziert; durch den erhöhten Druck bei der Injektion kann das Radionuklid in den inneren Liquorraum gelangen und die Verteilung wird über einen Zeitraum bis zu 24 Stunden p.i. verfolgt
- zusätzlich kann bei Verdacht auf eine Liquorfistel mittels Ohren- und Nasentupfern austretender, radioaktiv markierter Liquor nachgewiesen werden

Häufigste Indikationen:
- Störungen der Liquorzirkulation
- Nachweis einer Liquorfistel

Patientenvorbereitung:
- Patient sollte einige Stunden nüchtern sein
- Vorbereitung zur Lumbalpunktion
- es muß ein Bett für den Patienten zur Verfügung stehen, da er nach der Lumbalpunktion 24 Stunden Bettruhe einhalten muß
- bei einer Untersuchung bei der Frage nach Liquorfistel müssen Nasen- und Ohrentupfer (für jeden Aufnahmezeitpunkt zwei Tupfer für die Ohren und zwei Tupfer für die Nase) vorbereitet werden

Radionuklid:
- ^{111}In-DTPA

Aktivitätsmenge:
- 24 MBq

Positionierung:
- im Liegen
- Kopf symmetrisch

Kollimator:
- ME

Aufnahmezeitpunkt: • 4, 24 und 48 Stunden p.i.

Untersuchungsablauf: *bei der Frage nach Liquorzirkulationsstörung:*
• Lumbalpunktion unter sterilen Bedingungen
• Entnahme von Liquor im gleichen Volumen wie das zu injizierende Radiopharmakon, zur Vermeidung einer Druckerhöhung im Liquorraum
• intralumbale Injektion

nach 4, 24 und 48 Stunden:
• statische Aufnahme vom Spinalkanal von Posterior (5 Minuten/Bild, 128 x 128 Matrix)
• statische Aufnahmen vom Kopf von Anterior, Posterior, Rechts lateral und Links lateral (5 Minuten/Bild, 128 x 128 Matrix)
• evtl. SPECT-Aufnahme vom Kopf (gesamt 360°, 30 Sekunden/Bild, 128 x 128 Matrix)

bei der Frage nach Liquorfistel:
• Messung von Ohren- und Nasentupfern im Bohrloch (als Nullwert) vor der Injektion
• Wiegen der Ohren- und Nasentupfer (als Nullwert) vor der Injektion
• Lumbalpunktion unter sterilen Bedingungen
• Entnahme von Liquor im gleichen Volumen wie das zu injizierende Radiopharmakon zur Vermeidung einer Druckerhöhung im Liquorraum
• intralumbale Injektion

nach 4 Stunden:
• statische Aufnahme vom Spinalkanal von Posterior (5 Minuten/Bild, 128 x 128 Matrix)
• statische Aufnahmen vom Kopf von Anterior, Rechts lateral und Links lateral (5 Minuten/Bild, 128 x 128 Matrix)
• evtl. SPECT-Aufnahme vom Kopf (gesamt 360°, 30 Sekunden/Bild, 128 x 128 Matrix)

nach 24 und 48 Stunden:
• Austauschen der Ohren- und Nasentupfer, Messung der Tupfer im Bohrloch
(Messwert – Nullwert = Nettowert),
Wiegen der Tupfer

- statische Aufnahme vom Spinalkanal von Posterior (5 Minuten/Bild, 128 x 128 Matrix)
- statische Aufnahmen vom Kopf von Anterior, Rechts lateral und Links lateral (5 Minuten/Bild, 128 x 128 Matrix)
- evtl. SPECT-Aufnahme vom Kopf (gesamt 360°, 30 Sekunden/Bild, 128 x 128 Matrix)

Auswertung:

- visuell

Quantifizierung:
- Vergleich der Aktivitätsspeicherung (Nettowerte unter Berücksichtigung der Zerfallskorrektur) in den Ohren- und Nasentupfern bei einer Untersuchung zum Nachweis einer Liquorfistel

SPECT:
- gefilterte Rückprojektion und Postfilterung
- Rekonstruktion der Schichten in transversaler, coronarer und sagittaler Schnittführung

Tipps:
- die SPECT-Aufnahme kann in zwei oder drei aufeinanderfolgenden, zeitlich verkürzten Rotationen akquiriert werden, die vor der Rekonstruktion addiert werden, so daß bei Bewegungsartefakten der nicht verwertbare Teil der Aufnahme verworfen werden kann

Achtung:
- die Lumbalpunktion muß unter sterilen Bedingungen erfolgen
- der Patient muß nach der Lumbalpunktion 24 Stunden Bettruhe einhalten
- die Tupfer immer vor Aufnahmebeginn tauschen
- [111]In ist ein Zyklotronprodukt und muß einige Tage vor der Untersuchung bestellt werden
- bevor der Patient die Abteilung verläßt, alle Aufnahmen auf Bewegungsartefakte überprüfen

4.4   Tumorszintigraphie mit ^{99m}Tc-MIBI

Prinzip:
- ^{99m}Tc-MIBI reichert sich in Abhängigkeit vom Mitochondrienreichtum in den Zellen an
- da Tumorzellen meist einen erhöhten Stoffwechsel aufweisen und somit auch einen erhöhten Mitochondrien-Anteil zeigen, wird ^{99m}Tc-MIBI in diesen Zellen vermehrt angereichert

Häufigste Indikationen:
- cerebrale Raumforderungen (z.b. Glioblastom)
- Staging von malignen Tumoren
- Differenzierung Tumorrest, Rezidiv, Narbe

Patientenvorbereitung:
- keine spezielle Vorbereitung

Radionuklid:
- ^{99m}Tc-MIBI

Aktivitätsmenge:
- 750 MBq

Positionierung:
- im Liegen
- Kopf symmetrisch, gut fixiert

Kollimator:
- LEHR oder LEHR-fan beam

Aufnahmezeitpunkt:
- 30 Minuten p.i.

Untersuchungsablauf:
- i.v. Injektion

nach 30 Minuten:
- SPECT-Aufnahme (gesamt 360°, 40 Sekunden/Bild, 128 x 128 Matrix)

Auswertung: *SPECT:*

- gefilterte Rückprojektion und Postfilterung
- wenn möglich homogene Schwächungskorrektur
- Rekonstruktion der Schichten in transversaler, coronarer und sagittaler Schnittführung mit Ausrichtung an der Orbito-Meatalebene

Tipps:
- die SPECT-Aufnahme kann in zwei oder drei aufeinanderfolgenden, zeitlich verkürzten Rotationen akquiriert werden, die vor der Rekonstruktion addiert werden, so daß bei Bewegungsartefakten der nicht verwertbare Teil der Aufnahme verworfen werden kann

Achtung:
- bevor der Patient die Abteilung verläßt, alle Aufnahmen auf Bewegungsartefakte überprüfen

5   Hodendiagnostik

5.1   Hodenszintigraphie mit ^{99m}Tc-DTPA

Prinzip:
- ^{99m}Tc-DTPA verteilt sich im Hoden entsprechend der Durchblutung
- bei Torsion verminderte –, bei Entzündung vermehrte Anreicherung

Häufigste Indikationen:
- Differenzialdiagnose Hodentorsion/Entzündung

Patientenvorbereitung:
- keine spezielle Vorbereitung

Radionuklid:
- ^{99m}Tc-DTPA

Aktivitätsmenge:
- 500 MBq

Positionierung:
- im Liegen
- Kamera von Anterior
- Penis nach cranial fixiert
- beide Hoden auf gleiche Höhe unterpolstern
- Bleiabdeckung auf Blase und evtl. Oberschenkel

Kollimator:
- LEHR

Aufnahmezeitpunkt:
- mit der Injektion

Untersuchungsablauf:
- i.v. Injektion
- dynamische Aufnahmen bis 25 Minuten p.i. (Vergrößerung 1.3, 20 Bilder, 30 Sekunden/Bild, 128 x 128 Matrix, anschließend 15 Bilder, 1 Minute/Bild, 128 x 128 Matrix)
- statische Markierungsaufnahme (Vergrößerung 1.3, 2 Minuten/Bild, 128 x 128 Matrix), Markierung beider Hoden z.B. mit Kobalt-Stift caudal und cranial

Auswertung:
- visuell

Achtung:
- die Hoden sollten symmetrisch gelagert werden
- bevor der Patient die Abteilung verläßt, alle Aufnahmen auf Bewegungsartefakte überprüfen

6 Knochendiagnostik

6.1 Knochenszintigraphie mit ^{99m}Tc-Phosphatverbindungen

Prinzip:
- Phosphatverbindungen werden nach i.v. Injektion in den Knochenstoffwechsel eingeschleußt; ihre Verteilung entspricht der Intensität des Knochenstoffwechsels

Häufigste Indikationen:
- Vorliegen von primären malignen oder benignen Knochentumoren
- Metastasensuche bei Tumoren mit ossärer Metastasierung oder deren Verlaufskontrolle
- entzündliche Knochenerkrankungen (z.B. Osteomyelitis)
- Arthritis
- spezielle traumatische Veränderungen (z.B. Primärdiagnostik, Frakturalter, Heilungsverlauf, Morbus Sudeck)

Patientenvorbereitung:
- keine spezielle Vorbereitung
- nach der Injektion des Radiopharmakons soll der Patient viel trinken und zur Reduzierung der Strahlenexposition häufig die Blase entleeren

Radionuklid:
- ^{99m}Tc-Phosphatverbindungen

Aktivitätsmenge:
- 500–600 MBq

Positionierung:
- im Liegen
- Aufnahmen der Hände im Sitzen
- weitere Einzelaufnahmen evtl. im Sitzen

Kollimator:	• LEHR (erste und zweite Phase) • LEHR oder LEUHR (dritte Phase) • falls vorhanden Pinhole-Kollimator

Aufnahmezeitpunkt:
- mit der Injektion (erste Phase)
- unmittelbar nach der Injektion (zweite Phase)
- 2–4 Stunden p.i. (dritte Phase)

Untersuchungsablauf:
- i.v. Injektion

1. Phase:
- dynamische Aufnahmen bis 30 Sekunden p.i. (30 Bilder, 1 Sekunde/Bild, 128 x 128 Matrix)

2. Phase:
- Ganzkörperaufnahmen von Anterior und Posterior (20 cm/Minute)
- statische Aufnahmen (120 Sekunden/Bild, 256 x 256 Matrix)

3. Phase:
- Ganzkörperaufnahmen von Anterior und Posterior (15 cm/Minute)
- statische Aufnahmen des Schädels von Links lateral und Rechts lateral (300 000 cts/Bild, 256 x 256 Matrix)
- evtl. statische Aufnahmen in der zweiten Ebene, besonders wenn Extremitäten betroffen sind oder statische Aufnahmen des Stammskeletts (Stammskelett: 500 000 cts Extremitäten: 200 000–250 000 cts 256 x 256 Matrix)
- evtl. SPECT-Aufnahme (gesamt 360°, 30 Sekunden/Bild, 128 x 128 Matrix)
- evtl. Pinhole-Aufnahmen kleiner Gelenke (z.B. der Hände bei speziellen Fragestellungen); dabei sind immer Aufnahmen der betroffenen Seite und der gesunden Gegenseite erforderlich (600–720 Sekunden/Bild, 256 x 256 Matrix)

Auswertung: • visuell

Quantifizierung:
• evtl. ROI-Quantifizierung zum Seitenvergleich in Abhängigkeit vom Befund (identische ROI's für beide Seiten)

SPECT:
• gefilterte Rückprojektion und Postfilterung
• Rekonstruktion der Schichten in transversaler, coronarer und sagittaler Schnittführung

---

Tipps:
• auf eine bequeme Lagerung des Patienten sollte geachtet werden (z.B. Unterpolstern der Knie); die Füße sollten nach Möglichkeit nach innen rotiert werden, damit Tibia und Fibula überlagerungsfrei dargestellt werden
• bei vielen Fragestellungen ist eine Kombination von erster und zweiter Phase in Ganzkörpertechnik sinnvoll (Beginn der Ganzkörperaufnahme mit Injektion des Radiopharmakons)
• die SPECT-Aufnahme kann in zwei oder drei aufeinanderfolgenden, zeitlich verkürzten Rotationen akquiriert werden, die vor der Rekonstruktion addiert werden, so daß bei Bewegungsartefakten der nicht verwertbare Teil der Aufnahme verworfen werden kann

---

Achtung:
• die erste und zweite Phase wird nur bei wenigen Fragestellungen aufgenommen (z.B. primäre Knochentumore oder Entzündungen)
• bevor der Patient die Abteilung verläßt, alle Aufnahmen auf Bewegungsartefakte überprüfen

7 Knochenmarkdiagnostik

7.1 Knochenmarkszintigraphie mit ^{99m}Tc-Antikörpern

Prinzip:
- Anreicherung von Granulozyten mit radioaktiv markierten, monoklonalen Antikörpern im Knochenmark

Häufigste Indikationen:
- Knochenmarkdarstellung insbesondere bei Verdacht auf Metastasen im Markraum oder primärer Knochenmarkerkrankungen

Patientenvorbereitung:
- bei einer wiederholten Untersuchung Blutentnahme zur Bestimmung von HAMA (Humane-Anti-Maus-Antikörper)

Radionuklid:
- ^{99m}Tc-Antikörper (z.B. Anti-Granulozyten-Antikörper)

Aktivitätsmenge:
- 800 MBq (max 0,5 mg Protein)

Positionierung:
- im Liegen oder im Sitzen

Kollimator:
- LEHR

Aufnahmezeitpunkt:
- 4 Stunden und 24 Stunden p.i.

Untersuchungsablauf:

- i.v. Injektion

nach 4 Stunden:

- Ganzkörperaufnahmen von Anterior und Posterior (10 cm/Minute)
- evtl. statische Aufnahmen (5 Minuten/Bild, 128 x 128 Matrix)
- evtl. SPECT-Aufnahme (gesamt 360°, 30 Sekunden/Bild, 128 x 128 Matrix)

nach 24 Stunden:

- Ganzkörperaufnahmen von Anterior und Posterior (5 cm/Minute)
- evtl. statische Aufnahmen (10 Minuten/Bild, 128 x 128 Matrix)
- evtl. SPECT-Aufnahme (gesamt 360°, 40 Sekunden/Bild, 128 x 128 Matrix)

Auswertung:

- visuell

SPECT:

- gefilterte Rückprojektion und Postfilterung
- Rekonstruktion der Schichten in transversaler, coronarer und sagittaler Schnittführung

Tipps:
- zum Vergleich der Befunde und zur anatomischen Orientierung sollte ein Skelettszintigramm vorliegen
- Qualitätskontrolle des Radiopharmakons auf radiochemische Reinheit vor der Injektion durchführen, da die Markierung anfällig ist
- die SPECT-Aufnahme kann in zwei oder drei aufeinanderfolgenden, zeitlich verkürzten Rotationen akquiriert werden, die vor der Rekonstruktion addiert werden, so daß bei Bewegungsartefakten der nicht verwertbare Teil der Aufnahme verworfen werden kann

Achtung:
- die Verweilkanüle erst 15 Minuten nach Injektion entfernen, da es selten zu Eiweißallergien kommen kann
- bei Patienten, bei denen die Untersuchung wiederholt durchgeführt wird, kann es zur Bildung von Immunkomplexen kommen, darum vor Injektion Blutentnahme zur Bestimmung von HAMA (Humane-Anti-Maus-Antikörper)
- bevor der Patient die Abteilung verläßt, alle Aufnahmen auf Bewegungsartefakte überprüfen

8 Leber- und Milzdiagnostik

8.1 Leberfunktionsszintigraphie mit ^{99m}Tc-Lidocainderivaten

Prinzip:
- Speicherung der radioaktiv markierten Lidocainderivate in den Hepatozyten des funktionsfähigen Leberparenchyms
- Sezernierung der radioaktiv markierten Lidocainderivate aus diesen Zellen mit der Galle über die Gallengänge in den Dünndarm

Häufigste Indikationen:
- Abklärung des Galleabflusses
- Differenzialdiagnose von Lebertumoren (z. B. FNH)

Patientenvorbereitung:
- Patient sollte 4 Stunden nüchtern sein

Radionuklid:
- ^{99m}Tc-Lidocainderivate (z. B. ^{99m}Tc-IDA)

Aktivitätsmenge:
- 150 MBq

Positionierung:
- im Liegen
- Kamera von Anterior (und Posterior, falls eine Doppelkopfkamera vorhanden ist)
- Rippenbogen zentriert

Kollimator:
- LEHR

Aufnahmezeitpunkt:
- mit der Injektion

Untersuchungsablauf:
- i.v. Injektion
- dynamische Aufnahmen bis 61 Minuten p.i. (20 Bilder, 3 Sekunden/Bild, 128 x 128 Matrix, dann 20 Bilder, 3 Minuten/Bild, 128 x 128 Matrix)
- statische Aufnahmen evtl. bis 24 Stunden p.i. (10 Minuten/Bild, 128 x 128 Matrix)
- ca. 1,5 Stunden p.i. Gabe einer Reizmahlzeit
- evtl. SPECT-Aufnahme (gesamt 360°, 30 Sekunden/Bild, 128 x 128 Matrix)

Auswertung:
- visuell

SPECT:
- gefilterte Rückprojektion und Postfilterung
- Rekonstruktion der Schichten in transversaler, coronarer und sagittaler Schnittführung

Tipps:
- als Reizmahlzeit eignet sich z.B. ein Glas Kondensmilch, starker Kaffee oder Schokolade
- eine schlechte Leberfunktion kann zu einer heterotropen Ausscheidung des Radiopharmakons über die Nieren führen; daher vor den Aufnahmen die Blase entleeren lassen, um eine schlechte Bildqualität durch eine erhöhte Aktivitätsanreicherung in der Blase zu vermeiden
- ggf. zur Magenmarkierung nach der dynamischen Studie 35 MBq ^{99m}Tc-DTPA oral geben
- ggf. zur Nierenmarkierung nach der dynamischen Studie 50 MBq ^{99m}Tc-MAG3 i.v. injizieren
- die SPECT-Aufnahme kann in zwei oder drei aufeinanderfolgenden, zeitlich verkürzten Rotationen akquiriert werden, die vor der Rekonstruktion addiert werden, so daß bei Bewegungsartefakten der nicht verwertbare Teil der Aufnahme verworfen werden kann

Achtung:
- bei Cholelithiasis kann es nach der Reizmahlzeit zu Koliken kommen; Spasmolytikum bereithalten
- bevor der Patient die Abteilung verläßt, alle Aufnahmen auf Bewegungsartefakte überprüfen

8.2 Blutpoolszintigraphie mit ^{99m}Tc-markierten Erythrozyten

Prinzip:
- Bestimmung der Durchblutung außerhalb der großen Gefäße mit ^{99m}Tc-markierten Erythrozyten

Häufigste Indikationen:
- Raumforderungen der Leber (z.B. Hämangiom)

Patientenvorbereitung:
- um eine Aufnahme von freiem ^{99m}Tc-Pertechnetat in der Schilddrüse und der Magenschleimhaut zu verhindern, Gabe von z.B. Natriumperchlorat Tropfen 10 mg/kg KG, mindestens 150 mg
- CT- oder MRT-Bilder sollten zur anatomischen Orientierung vorliegen

Radionuklid:
- ^{99m}Tc-markierte Erythrozyten (in vivo oder in vitro markiert)

Aktivitätsmenge:
- 600 MBq

Positionierung:
- im Liegen
- Kamera von Anterior (und Posterior, falls eine Doppelkopfkamera vorhanden ist)
- Rippenbogen zentriert

Kollimator:
- LEHR

Aufnahmezeitpunkt:
- mit der Injektion

Untersuchungsablauf:
- i.v. Injektion
- dynamische Aufnahmen bis 61 Minuten p.i. (20 Bilder, 3 Sekunden/Bild, 128 x 128 Matrix, dann 20 Bilder, 3 Minuten/Bild 128 x 128 Matrix)
- statische Aufnahmen von Anterior, Posterior und RAO (10 Minuten/Bild, 128 x 128 Matrix), in seltenen Fällen bis 24 Stunden p.i.

- evtl. SPECT-Aufnahme (gesamt 360° 30 Sekunden/Bild, 128 x 128 Matrix)

Auswertung: • visuell

Quantifizierung:
- ROI's über der Leber und auffälligem Befund
- Erstellung von Zeit-Aktivitäts-Kurven

SPECT:
- gefilterte Rückprojektion und Postfilterung
- Rekonstruktion der Schichten in transversaler, coronarer und sagittaler Schnittführung

Tipps:
- die SPECT-Aufnahme kann in zwei oder drei aufeinanderfolgenden, zeitlich verkürzten Rotationen akquiriert werden, die vor der Rekonstruktion addiert werden, so daß bei Bewegungsartefakten der nicht verwertbare Teil der Aufnahme verworfen werden kann

Achtung:
- bevor der Patient die Abteilung verläßt, alle Aufnahmen auf Bewegungsartefakte überprüfen

8.3 Milzszintigraphie mit ^{99m}Tc-markierten, hitzealterierten Erythrozyten

Prinzip:
- ^{99m}Tc-markierte, hitzealterierte Erythrozyten reichern sich in der Milz an, da sie in funktionsfähigem Milzgewebe abgebaut werden

Häufigste Indikationen:
- Frage nach funktionsfähigem Milzgewebe
- Frage nach Nebenmilzen

Patientenvorbereitung:
- um eine Aufnahme von freiem ^{99m}Tc-Pertechnetat in der Schilddrüse und der Magenschleimhaut zu verhindern, Gabe von z.B. Natriumperchlorat Tropfen 10 mg/kg KG, mindestens 150 mg

Radionuklid:
- ^{99m}Tc-markierte, hitzealterierte Erythrozyten (in vitro markiert z.B. mit UltraTag und 10 Minuten im Wasserbad bei 56 °C hitzealteriert)

Aktivitätsmenge:
- 150 MBq

Positionierung:
- im Liegen

Kollimator:
- LEHR

Aufnahmezeitpunkt:
- 30 Minuten p.i.

Untersuchungsablauf:
- i.v. Injektion

nach 30 Minuten:
- statische Aufnahmen von Anterior, Posterior, RAO und LAO (5 Minuten/Bild, 256 x 256 Matrix)
- SPECT-Aufnahme (gesamt 360°, 30 Sekunden/Bild, 128 x 128 Matrix)

Auswertung: • visuell

SPECT:
• gefilterte Rückprojektion und Postfilterung
• Rekonstruktion der Schichten in transversaler, coronarer und sagittaler Schnittführung

Tipps:
• die SPECT-Aufnahme kann in zwei oder drei aufeinanderfolgenden, zeitlich verkürzten Rotationen akquiriert werden, die vor der Rekonstruktion addiert werden, so daß bei Bewegungsartefakten der nicht verwertbare Teil der Aufnahme verworfen werden kann

Achtung:
• es kommt zu einer starken Anreicherung des Radiopharmakons in der Leber, welche die Anreicherung in einer sehr kleinen Milz »überstrahlen« kann
• bevor der Patient die Abteilung verläßt, alle Aufnahmen auf Bewegungsartefakte überprüfen

9   Lungendiagnostik

9.1   Lungenperfusion mit ^{99m}Tc-MAA

Prinzip:
- ^{99m}Tc-markierte Partikel verursachen Mikroembolisationen in den Lungenkapillaren
- die Verteilung des Radiopharmakons entspricht der regionalen Verteilung der Lungendurchblutung

Häufigste Indikationen:
- Verdacht auf Lungenembolie
- Quantifizierung der pulmonalen Perfusion prä/post operativ

Patientenvorbereitung:
- aktuelles Röntgen-Thoraxbild zur Beurteilung erforderlich
- Abklärung einer möglichen Eiweißallergie

Radionuklid:
- ^{99m}Tc-MAA

Aktivitätsmenge:
- 100 MBq, ca. 150 000 Partikel

Positionierung:
- im Liegen

Kollimator:
- LEHR

Aufnahmezeitpunkt:
- unmittelbar nach der Injektion

Untersuchungsablauf:
- i.v. Injektion im Liegen; nur bei Frage nach Umverteilung der Perfusion im Sitzen
- Patient muß während der Injektion mehrfach tief ein- und ausatmen
- statische Aufnahmen von Anterior, Posterior, RPO, LPO, RAO und LAO (3 Minuten/Bild, 256 x 256 Matrix)
- evtl. SPECT-Aufnahme (gesamt 360°, 20 Sekunden/Bild, 128 x 128 Matrix)

Auswertung:
- visuell

Quantifizierung der Perfusion:
- 3 identische Rechteck-ROI's über Ober-, Mittel-, Unterlappen für jeden Lungenflügel von Anterior und Posterior
- Berechnung des Perfusionsanteils getrennt für alle ROI's
- Berechnung des Perfusionsanteils für beide Lungenflügel (geometrisches Mittel)

SPECT:
- gefilterte Rückprojektion und Postfilterung
- Rekonstruktion der Schichten in transversaler, coronarer und sagittaler Schnittführung

Tipps:
- an einer SPECT-fähigen Kamera können die statischen Aufnahmen auch in SPECT-Technik aufgenommen werden (gesamt 360°, 45°/Winkelschritt, 3 Minuten/Bild, 256 x 256 Matrix)
- die SPECT-Aufnahme kann in zwei oder drei aufeinanderfolgenden, zeitlich verkürzten Rotationen akquiriert werden, die vor der Rekonstruktion addiert werden, so daß bei Bewegungsartefakten der nicht verwertbare Teil der Aufnahme verworfen werden kann

Achtung:

- wird die Perfusionsszintigraphie im Anschluß an eine Inhalationsszintigraphie durchgeführt, muß die Aktivitätsmenge so erhöht werden, daß das Verhältnis der Impulsraten (Inhalation:Perfusion) mindestens 1:3 beträgt
- kein Blut bei der Injektion aspirieren (Vermeidung von »hot spots«)
- bevor der Patient die Abteilung verläßt, alle Aufnahmen auf Bewegungsartefakte überprüfen

9.2   Lungeninhalation mit ^{99m}Tc-markierten Partikeln oder Aerosolen

Prinzip:	• durch Inhalieren von ^{99m}Tc-markierten Aerosolen oder Kohlepartikeln Verteilung der Aktivität in den Lungenalveolen • die Verteilung des Radiopharmakons entspricht der regionalen Belüftung der Lunge
Häufigste Indikationen:	• Verdacht auf Lungenembolie • Quantifizierung der regionalen, alveolären Ventilation prä/post operativ
Patientenvorbereitung:	• aktuelles Röntgen-Thoraxbild zur Beurteilung erforderlich
Radionuklid:	• ^{99m}Tc-markierte Aerosole oder Kohlepartikel (Technegas) • Vorbereitung des Inhalationsgerätes nach Vorschrift des Herstellers
Aktivitätsmenge:	• max. Aktivitätsmenge nach Angaben des Herstellers des Inhalationsgerätes • Aktivitätsmenge im Patienten ist abhängig von seiner Atemkapazität
Positionierung:	• im Liegen
Kollimator:	• LEHR
Aufnahmezeitpunkt:	• unmittelbar nach der Inhalation
Untersuchungsablauf:	• Patient inhalieren lassen • Patient sollte nach der Inhalation etwas trinken und den Mund ausspülen, damit Mund und Ösophagus aktivitätsfrei werden

- statische Aufnahmen von Anterior, Posterior, RPO, LPO, RAO und LAO (3 Minuten/Bild, 256 x 256 Matrix)
- evtl. SPECT-Aufnahme (gesamt 360°, 20 Sekunden/Bild, 128 x 128 Matrix)

Auswertung:

- visuell

Quantifizierung der Inhalation:
- 3 identische Rechteck-ROI's über Ober-, Mittel-, Unterlappen für jeden Lungenflügel von Anterior und Posterior
- Berechnung des Inhalationsanteils getrennt für alle ROI's
- Berechnung des Inhalationsanteils für beide Lungenflügel (geometrisches Mittel)

SPECT:
- gefilterte Rückprojektion und Postfilterung
- Rekonstruktion der Schichten in transversaler, coronarer und sagittaler Schnittführung

Tipps:
- an einer SPECT-fähigen Kamera können die statischen Aufnahmen auch in SPECT-Technik aufgenommen werden (gesamt 360°, 45°/Winkelschritt, 3 Minuten/Bild, 256 x 256 Matrix)
- die SPECT-Aufnahme kann in zwei oder drei aufeinanderfolgenden, zeitlich verkürzten Rotationen akquiriert werden, die vor der Rekonstruktion addiert werden, so daß bei Bewegungsartefakten der nicht verwertbare Teil der Aufnahme verworfen werden kann

Achtung:
- wird die Inhalationsszintigraphie im Anschluß an eine Perfusionsszintigraphie durchgeführt, muß die Aktivitätsmenge so erhöht werden, daß das Verhältnis der Impulsraten (Perfusion:Inhalation) mindestens 1:3 beträgt
- bevor der Patient die Abteilung verläßt, alle Aufnahmen auf Bewegungsartefakte überprüfen

9.3   Bestimmung eines Rechts-Links-Shunts mit ^{99m}Tc-MAA

Prinzip:
- ^{99m}Tc-markierte Partikel verursachen Mikroembolisationen in den Lungenkapillaren
- bei Vorliegen eines Rechts-Links-Shunts erfolgt die Verteilung der ^{99m}Tc-markierten Partikel auch in den Körperkreislauf, insbesondere in das Gehirn und die Nieren

Häufigste Indikationen:
- Quantifizierung eines Rechts-Links-Shunts

Patientenvorbereitung:
- Abklärung einer möglichen Eiweißallergie

Radionuklid:
- ^{99m}Tc-MAA

Aktivitätsmenge:
- 100 MBq, max. 50 000 Partikel

Positionierung:
- im Liegen

Kollimator:
- LEHR

Aufnahmezeitpunkt:
- unmittelbar nach der Injektion

Untersuchungsablauf:
- i.v. Injektion im Liegen
- Patient muß während der Injektion mehrfach tief ein- und ausatmen
- Ganzkörperaufnahmen von Anterior und Posterior (10 cm/Minute)

Auswertung:
- visuell

Quantifizierung:
- ROI's über dem ganzen Körper und über der Lunge von Anterior und Posterior
- Berechnung des Shuntvolumens:

$$\text{Shunt (\%)} = \frac{\text{Impulse ROI}_{\text{Lunge}} \times 100}{\text{Impulse ROI}_{\text{Ganzkörper}}}$$

Achtung:
- es muß sehr genau auf die applizierte Partikelzahl geachtet werden, da es sonst bei einem hohen Shuntvolumen zu Embolien kommen kann
- bevor der Patient die Abteilung verläßt, alle Aufnahmen auf Bewegungsartefakte überprüfen

10 Lymphdiagnostik

10.1 Lymphabflußszintigraphie mit ^{99m}Tc-Nanokolloid

Prinzip:
- ^{99m}Tc-markierte Nanokolloid-Partikel werden nach subkutaner Injektion über die Lymphbahnen zu den Lymphknoten transportiert und reichern sich dort in den Zellen des RES an

Häufigste Indikationen:
- Abklärung von Lymphabflußstörungen
- Lymphfisteln

Patientenvorbereitung:
- Patient sollte die Blase entleeren
- keine Bandagen oder Verbände, um einen Lymphstau zu vermeiden
- keine Lymphographie einige Wochen vorher

Radionuklid:
- ^{99m}Tc-Nanokolloid

Aktivitätsmenge:
- 2 x 60 MBq in 2 Spritzen
- Injektionsvolumen in den Spritzen max. 0,1 ml

Positionierung:
- im Liegen

Kollimator:
- LEHR

Aufnahmezeitpunkt
- 10 Minuten p.i.

Untersuchungsablauf: *Obere Extremitäten:*
- die Arme werden neben den Körper gelagert
- subkutane Injektion zwischen die Finger
- der Patient muß die Arme in den 10 Minuten zwischen Injektion und Aufnahmebeginn bewegen (Muskelpumpe)

nach 10 Minuten:
- Ganzkörperaufnahme von Anterior (und Posterior falls eine Doppelkopfkamera vorhanden ist) von den Injektionsstellen aufwärts zum Kopf (5 cm/Minute)
- Markierung von Handgelenken, Ellenbogen und Schulterhöhe (z.B. mit einem Kobalt-Stift) zur besseren anatomischen Zuordnung

Untere Extremitäten:
- subkutane Injektion zwischen die Zehen
- der Patient muß die Beine in den 10 Minuten zwischen Injektion und Aufnahmebeginn bewegen (Muskelpumpe)

nach 10 Minuten:
- Ganzkörperaufnahme von Anterior (und Posterior falls eine Doppelkopfkamera vorhanden ist) von den Injektionsstellen aufwärts zum Becken (5 cm/Minute)
- Markierung von Fußgelenken, Knien und Beckenkamm (z.B. mit einem Kobalt-Stift) zur besseren anatomischen Zuordnung

- weitere statische Aufnahmen bei schlechtem Lymphabfluß alle 30 Minuten (10 Minuten/Bild 128 x 128 Matrix) bis Lymphknotenerscheinungspunkt, ansonsten bis ca. 5 Stunden p.i. obere Extremität: axilläre Lymphknoten untere Extremität: inguinale Lymphknoten

Auswertung: - visuell

Tipps:
- zeigt sich kein ausreichender Lymphabfluß, sollte der Patient sich zwischen den statischen Aufnahmen bewegen und versuchen, durch die Muskelpumpe den Lymphabfluß zu fördern (z.B. Treppensteigen für die unteren Extremitäten)

Achtung:
- die Gegenseite muß zum Seitenvergleich immer mit abgebildet sein
- da sich die Injektionsstellen als »hot spots« darstellen und die Beurteilbarkeit der Bilder beeinträchtigen, sollten sie sich nicht direkt im Aufnahmefeld befinden oder während der Akquisition mit Blei abgedeckt werden
- bevor der Patient die Abteilung verläßt, alle Aufnahmen auf Bewegungsartefakte überprüfen

10.2 Lymphabflußszintigraphie mit ^{99m}Tc-Nanokolloid zur Sentinel-Lymph-Node (SLN) Bestimmung

Prinzip:
- ^{99m}Tc-markierte Nanokolloid-Partikel werden nach subkutaner Injektion über die Lymphbahnen zu den Lymphknoten transportiert und reichern sich dort in den Zellen des RES an

Häufigste Indikationen:
- präoperative Darstellung der Lymphknotenstationen nach einem Tumor (z.B. malignes Melanom)

Patientenvorbereitung:
- Patient sollte die Blase entleeren
- keine Bandagen oder Verbände, um einen Lymphstau zu vermeiden
- keine Lymphographie einige Wochen vorher

Radionuklid:
- ^{99m}Tc-Nanokolloid

Aktivitätsmenge:
- 30 MBq
- Injektionsvolumen max. 0,3 ml

Positionierung:
- im Liegen

Kollimator:
- LEHR

Aufnahmezeitpunkt:
- nach der subkutanen Injektion

Untersuchungsablauf: *Obere Körperhälfte:*
- die Arme werden nach oben gelagert
- Axilla in Detektormitte zentriert
- subkutane Injektion um den Tumor
- dynamische Aufnahmen bis 20 Minuten p.i. (20 Bilder, 60 Sekunden/Bild, 128 x 128 Matrix)
- Markierung des in den dynamischen Aufnahmen dargestellten SLN auf der Haut (Kontrolle der

Lage des SLN im Speicher-Scope mit einem Mar-
kierungsstift, z.B. Kobalt-Stift)
- statische Kontrollaufnahmen der betroffenen
  Seite von Anterior (2 Minuten/Bild, 128 x 128
  Matrix)

Untere Körperhälfte:
- Leiste in Detektormitte zentriert
- subkutane Injektion um den Tumor
- dynamische Aufnahmen bis 20 Minuten p.i.
  (20 Bilder, 60 Sekunden/Bild, 128 x 128 Matrix)
- Markierung des in den dynamischen Aufnahmen
  dargestellten SLN auf der Haut (Kontrolle der
  Lage des SLN im Speicher-Scope mit einem Mar-
  kierungsstift z.B. Kobalt-Stift)
- statische Kontrollaufnahmen der betroffenen
  Seite von Anterior (2 Minuten/Bild, 128 x 128
  Matrix)

- weitere statische Aufnahmen bei schlechtem
  Lymphabfluß alle 30 Minuten (10 Minuten/Bild
  128 x 128 Matrix)

Auswertung: - visuell

Tipps:
- stellt sich der SLN in den ersten 20 Minuten nicht dar, sollte der Patient sich bewegen und durch die Muskelpumpe den Lymphabfluß fördern (z.B. Treppensteigen
  für die unteren Extremitäten)

Achtung:
- da sich die Injektionsstellen als »hot spots« darstellen und die Beurteilbarkeit der
  Bilder beeinträchtigen, sollten sie sich nicht direkt im Aufnahmefeld befinden oder
  während der Akquisition mit Blei abgedeckt werden
- bevor der Patient die Abteilung verläßt, die Aufnahmen auf Bewegungsartefakte
  überprüfen

11 Mammadiagnostik

11.1 Mammaszintigraphie mit ^{99m}Tc-MIBI

Prinzip:
- ^{99m}Tc-MIBI reichert sich in Abhängigkeit von der Mitochondrienzahl in den Zellen an
- da Tumorzellen meist einen erhöhten Stoffwechsel aufweisen und somit auch einen erhöhten Mitochondrien-Anteil haben, wird das ^{99m}Tc-MIBI in diesen Zellen vermehrt angereichert

Häufigste Indikationen:
- karzinomverdächtige Herde in der Mamma

Patientenvorbereitung:
- keine spezielle Vorbereitung

Radionuklid:
- ^{99m}Tc-MIBI

Aktivitätsmenge:
- 750 MBq

Positionierung:
- in Bauchlage auf spezieller Mammaliege (Mammae frei hängend)
- Arme nach oben
- es sollte möglichst wenig Leberaktivität im Bild sein
- Axilla muß abgebildet sein

Kollimator:
- LEHR

Aufnahmezeitpunkt: • 5 Minuten p.i.

Untersuchungsablauf: • i.v Injektion in den Arm der nicht betroffenen Seite

nach 5 Minuten:
• statische Aufnahmen beider Mammae von lateral, beginnend mit der betroffenen Seite (10 Minuten/Bild, 256 x 256 Matrix, evtl. Vergrößerung in Abhängigkeit von der Größe der Mammae)
• SPECT-Aufnahme (gesamt 360°, 30 Sekunden/ Bild, 128 x 128 Matrix, evtl. Vergrößerung)
• evtl. statische Spätaufnahmen beider Mammae von lateral anschließend an die SPECT-Aufnahme (10 Minuten/Bild, 256 x 256 Matrix, evtl. Vergrößerung in Abhängigkeit von der Größe der Mammae)

Auswertung: • visuell

statische Bilder:
• Belichtung so einstellen, daß Mamma und Axilla (Lymphknoten) beurteilbar sind

Quantifizierung:
• ROI über den dargestellten Tumor, gleiche ROI in den Bereich der gesunden Mamma spiegeln
• Ermittlung des Quotienten: Tumor zu Non-Tumor

SPECT:
• wenn möglich iterative Rekonstruktion, sonst gefilterte Rückprojektion und Postfilterung
• Rekonstruktion der Schichten in transversaler, coronarer und sagittaler Schnittführung

Tipps:
- die SPECT-Aufnahme kann in zwei oder drei aufeinanderfolgenden, zeitlich verkürzten Rotationen akquiriert werden, die vor der Rekonstruktion addiert werden,
so daß bei Bewegungsartefakten der nicht verwertbare Teil der Aufnahme verworfen werden kann

Achtung:
- die Belichtung ist meist übersteuert um die Mammae gut abbilden zu können
- evtl. zweites Bild mit einer gut belichteten Axilla abbilden
- bevor die Patientin die Abteilung verläßt, alle Aufnahmen auf Bewegungsartefakte überprüfen

12 Nebenschilddrüsendiagnostik

12.1 Nebenschilddrüsenszintigraphie mit ^{99m}Tc-MIBI

Prinzip:
- ^{99m}Tc-MIBI reichert sich in Abhängigkeit des Mitochondrienreichtums in den Zellen an
- da die Zellen von Epithelkörperchen meist einen erhöhten Mitochondrien-Anteil zeigen wird das ^{99m}Tc-MIBI in diesen Zellen vermehrt angereichert

Häufigste Indikationen:
- Lokalisation von Adenomen bzw. Hyperplasien der Nebenschilddrüse
- primärer Hyperparathyreodismus

Patientenvorbereitung:
- keine spezielle Vorbereitung

Radionuklid:
- ^{99m}Tc-MIBI

Aktivitätsmenge:
- 350 MBq

Positionierung:
- im Liegen
- Kamera von Anterior
- Parotis am Detektoroberrand, Herz am Detektorunterrand (Mediastinalraum dargestellt)

Kollimator:
- LEHR

Aufnahmezeitpunkt:
- 10 Minuten, 1 Stunde, 2 Stunden und 3 Stunden p.i.

Untersuchungsablauf:

- i.v. Injektion

nach 10 Minuten, 1 Stunde und 3 Stunden:
- statische Aufnahme (5 Minuten/Bild, 256 x 256 Matrix, keine Vergrößerung)
- statische Aufnahme (5 Minuten/Bild, 256 x 256 Matrix, Vergrößerung 2.0)

nach 2 Stunden:
- statische Aufnahme (5 Minuten/Bild, 256 x 256 Matrix, keine Vergrößerung)
- statische Aufnahme (5 Minuten/Bild, 256 x 256 Matrix, Vergrößerung 2.0)
- evtl. SPECT-Aufnahme (gesamt 360°, 20 Sekunden/Bild, 128 x 128 Matrix, keine Vergrößerung)

Auswertung:

- visuell

SPECT:
- gefilterte Rückprojektion und Postfilterung
- Rekonstruktion der Schichten in transversaler, coronarer und sagittaler Schnittführung

Tipps:
- anhand der nuklearmedizinischen Bilder sollte im Anschluß immer eine Sonographie erfolgen
- die SPECT-Aufnahme kann in zwei oder drei aufeinanderfolgenden, zeitlich verkürzten Rotationen akquiriert werden, die vor der Rekonstruktion addiert werden, so daß bei Bewegungsartefakten der nicht verwertbare Teil der Aufnahme verworfen werden kann

Achtung:
- bei transplantierten Epithelkörperchen sollte zu jedem Aufnahmezeitpunkt zusätzlich eine statische Aufnahme vom entsprechenden Arm erfolgen (10 Minuten/Bild, 256 x 256 Matrix, keine Vergrößerung)
- bevor der Patient die Abteilung verläßt, alle Aufnahmen auf Bewegungsartefakte überprüfen

13 Nierendiagnostik

13.1 Nierenfunktionsszintigraphie mit ^{99m}Tc-MAG3

Prinzip:
- ^{99m}Tc-MAG3 wird vorwiegend tubulär sezerniert
- die Aufnahme des Radiopharmakons in die Niere und die Ausscheidung über das Nierenbecken-kelchsystem in die Blase können beurteilt werden

Häufigste Indikationen:
- Ermittlung der seitengetrennten Nierenfunktion
- Ermittlung der ipsilateralen Funktionsanteile bei Doppelnieren
- Beurteilung der Harnabflußsituation

Patientenvorbereitung:
- Hydrierung mit mindestens 500 ml Flüssigkeit oral oder als Infusion ca. 30 Minuten vor Beginn der Untersuchung
- 1–2 Tage vor der Untersuchung keine Nierenkon-trastmitteluntersuchung, da die Funktion sonst beeinträchtigt sein könnte
- Größe und Gewicht des Patienten erfragen und notieren (wichtig für die Clearance-Berechnung)
- Vormessung der vollen Spritze im Aktivimeter oder Bohrloch; Wert und Zeit notieren; Nullwert notieren
- der Patient muß vor der Untersuchung die Blase entleeren
- falls möglich zwei i.v. Zugänge legen, einen zur Injektion der Aktivität und einen für die notwendigen Blutentnahmen (um eine Kontamination und damit fehlerhafte Meßwerte der Blutproben zu vermeiden)

Radionuklid: • ^{99m}Tc-MAG3

Aktivitätsmenge: • 100 MBq

Positionierung:
- im Liegen
- Kamera von Posterior (nur bei caudal dystop gelegenen Nieren – z.B. Beckenniere – Aufnahme simultan von Anterior und Posterior bei Verwendung einer Doppelkopfkamera, bei Anterior gelegenen Transplantatnieren Aufnahmen von Anterior)
- Nieren zentriert, die Blase sollte am Detektorunterrand abgebildet sein

Kollimator: • LEHR

Aufnahmezeitpunkt: • mit der Injektion

Untersuchungsablauf: *Nierenfunktionsszintigraphie:*
- i.v. Injektion; gleichzeitig Rechner und Stoppuhr starten
- dynamische Aufnahmen bis 20 Minuten p.i. (24 Bilder, 5 Sekunden/Bild, 64 x 64 Matrix und 36 Bilder, 30 Sekunden/Bild, 64 x 64 Matrix)
- Messung der leeren Spritze im Aktivimeter oder Bohrloch; Wert und Zeit notieren; Nullwert notieren
- 2 Blutentnahmen ca. 30 und 40 Minuten p.i. aus dem zweiten i.v. Zugang; vorher etwas Verwerfblut abnehmen; genaue Blutentnahmezeiten notieren
- den Patienten ca. 5 Minuten herumlaufen lassen
- den Patienten die Blase entleeren lassen
- den Patienten wieder hinlegen zum Postmiktionsbild oder für die Aufnahmen unter Furosemidbelastung

Postmiktionsbild:
- dynamische Aufnahmen über 2 Minuten (4 Bilder, 30 Sekunden/Bild, 64 x 64 Matrix)

Furosemidbelastung:
- dynamische Aufnahmen bis 20 Minuten p.i. (40 Bilder, 30 Sekunden/Bild, 64 x 64 Matrix)
- ca. 2 Minuten nach Beginn der Aufnahme Injektion von 20 mg Furosemid
- bei ungenügendem Abfluß am Ende der Aufnahmen, den Patienten erneut ca. 5 Minuten herumlaufen lassen
- den Patienten die Blase entleeren lassen
- den Patienten wieder hinlegen zum Postmiktionsbild (siehe oben)

Auswertung:
- Addition der dynamischen Aufnahmen zu 2-Minuten Bildern zur visuellen Beurteilung

Quantifizierung:
- Blutproben zentrifugieren; 1 ml Serum pipettieren und 1 Minute im Bohrloch messen; Meßwerte und Uhrzeit notieren
- Bestimmung der seitengetrennten Funktionsanteile
- Bestimmung der tubulären Extraktionsrate
- Berechnung des Abflusses aus den Nieren 20 Minuten p.i., nach Furosemidgabe und/oder nach Miktion

Tipps:
- falls die venöse Situation des Patienten schwierig ist, kann die Untersuchung auch mit einem i.v. Zugang durchgeführt werden; dieser muß dann sowohl nach der Injektion des Radiopharmakons, als auch vor der Blutentnahme gut mit 0,9%iger NaCl-Lösung durchgespült werden um eine Kontamination und damit fehlerhafte Meßwerte der Blutproben zu vermeiden

Achtung:
- eine fehlende Aufnahme nach Lageänderung und Miktion kann eine Fehlaussage über die Abflußverhältnisse bewirken
- falls als Radiopharmakon ^{123}I-Hippuran verwendet wird, muß vor der Untersuchung eine Schilddrüsenblockade z.B. mit Natriumperchlorat Tropfen 10 mg/kg KG erfolgen; die Blutentnahmen sollten in diesem Fall zwischen der 15. und 25. Minute erfolgen
- bevor der Patient die Abteilung verläßt, alle Aufnahmen auf Bewegungsartefakte überprüfen

13.2   Captopriltest mit ^{99m}Tc-MAG3

Prinzip:

- bei Vorliegen einer hämodynamisch relevanten Nierenarterienstenose wird durch den Einsatz eines ACE-Hemmers der Regelmechanismus der Niere außer Kraft gesetzt, was eine intrarenale Transportstörung bewirkt (bei einem verminderten Filtrationsdruck wird Renin freigesetzt; Renin verwandelt Angiotensin in Angiotensin I, welches sofort durch ein Angiotensin verwandelndes Enzym (Angiotensin Converting Enzyme ACE) in Angiotensin II umgewandelt wird; das Angiotensin II bewirkt einen Anstieg des Filtrationsdruckes)

Häufigste Indikationen:

- Abklärung einer einseitigen, hämodynamisch wirksamen Nierenarterienstenose bei renovaskulärem Hochdruck

Patientenvorbereitung:

- 1–2 Tage vor der Untersuchung keine Nierenkontrastmitteluntersuchung, da die Funktion sonst beeinträchtigt sein könnte
- am Untersuchungstag keine antihypertensiven Medikamente einnehmen (außer ACE-Hemmern)
- Absetzen blutdruckwirksamer Medikamente:
  Diuretika   7 Tage vor der Untersuchung
  $Ca^{(2+)}$-Antagonisten 3 Tage vor der Untersuchung
- Größe und Gewicht des Patienten erfragen und notieren (wichtig für die Clearance-Berechnung)
- Vormessung der vollen Spritze im Aktivimeter oder Bohrloch; Wert und Zeit notieren; Nullwert notieren
- falls möglich, zwei i.v. Zugänge legen, einen zur Injektion der Aktivität und einen für die notwendigen Blutentnahmen (um eine Kontamination und damit fehlerhafte Meßwerte der Blutproben zu vermeiden)
- Hydrierung mit ca. 700 ml Flüssigkeit oral oder als Infusion ca. 30 Minuten vor dem Start der Aufnahmen

Radionuklid: • ^{99m}Tc-MAG3 (selten ^{99m}Tc-DTPA)

Aktivitätsmenge: • 100 MBq

Positionierung:
• im Liegen
• Kamera von Posterior
• Nieren zentriert, die Blase sollte am Detektor-unterrand abgebildet sein

Kollimator: • LEHR

Aufnahmezeitpunkt: • mit der Injektion, 1 Stunde nach Captopril-Gabe

Untersuchungsablauf: *Captopril-Gabe:*
• vor der Captopril-Gabe Blutdruck messen und notieren (Untersuchung nur durchführen, wenn der Blutdruckausgangswert über 140 mm HG liegt
• 60 Minuten vor der Untersuchung Gabe von 25 mg Captopril oral oder Dauermedikation mit einem ACE-Hemmer
• Blutdruck kontrollieren
• der Patient muß vor dem Start der Aufnahmen die Blase entleeren
• 5 Minuten vor Beginn der Untersuchung Injektion von 0,5 mg/kg KG Furosemid i.v.

1 Stunde nach Captopril-Gabe:
• i.v. Injektion; gleichzeitig Rechner und Stoppuhr starten
• dynamische Aufnahmen bis 20 Minuten p.i. (24 Bilder, 5 Sekunden/Bild, 64 x 64 Matrix und 36 Bilder, 30 Sekunden/Bild, 64 x 64 Matrix)
• Messung der leeren Spritze im Aktivimeter oder Bohrloch; Wert und Zeit notieren; Nullwert notieren
• 2 Blutentnahmen ca. 30 und 40 Minuten p.i.; vorher etwas Verwerfblut abnehmen; genaue Blutentnahmezeiten notieren

- den Patienten ca. 5 Minuten herumlaufen lassen
- den Patienten die Blase entleeren lassen
- den Patient wieder hinlegen zum Postmiktionsbild

Postmiktionsbild:
- dynamische Aufnahmen über 2 Minuten (4 Bilder, 30 Sekunden/Bild, 64 x 64 Matrix)

Auswertung:
- Addition der dynamischen Aufnahmen zu 2-Minuten Bildern zur visuellen Beurteilung

Quantifizierung:
- Blutproben zentrifugieren; 1 ml Serum pipettieren und 1 Minute im Bohrloch messen; Meßwerte und Uhrzeit notieren
- Bestimmung der seitengetrennten Funktionsanteile
- Bestimmung der tubulären Extraktionsrate
- Berechnung des Abflusses aus den Nieren 20 Minuten p.i. und nach Miktion

Tipps:
- falls die venöse Situation des Patienten schwierig ist, kann die Untersuchung auch mit einem i.v. Zugang durchgeführt werden; dieser muß dann sowohl nach der Injektion des Radiopharmakons, als auch vor der Blutentnahme gut mit 0,9%iger NaCl-Lösung durchgespült werden um eine Kontamination und damit fehlerhafte Meßwerte der Blutproben zu vermeiden

Achtung:
- bei der Gefahr von Zwischenfällen (z.B. extremer Blutdruckabfall) auf ausreichende Flüssigkeitszufuhr achten und Blutdruck engmaschig kontrollieren
- evtl. muß zur Verifizierung des Befundes eine Untersuchung mit und ohne ACE-Hemmer durchgeführt werden, da die Rate der richtig negativen Befunde beim Vergleich beider Untersuchungsergebnisse deutlich höher ist, als bei der alleinigen Beurteilung anhand der Untersuchung unter einem ACE-Hemmer (zuerst Durchführung der Untersuchung unter Captopril; frühestens 2–3 Tage später kann die Basisuntersuchung erfolgen)

- 3 Tage vor der Basisuntersuchung keine Captopril-Dauertherapie
- 7 Tage vor der Basisuntersuchung keine Enalapril-Dauertherapie
- bevor der Patient die Abteilung verläßt, alle Aufnahmen auf Bewegungsartefakte überprüfen

13.3   Szintigraphie der Transplantatniere mit ^{99m}Tc-MAG3

Prinzip:
- ^{99m}Tc-MAG3 wird zum großen Teil tubulär sezerniert
- die Aufnahme des Radiopharmakons in die transplantierte Niere (Perfusion) und die Ausscheidung über das Nierenbeckenkelchsystem in die Blase können beurteilt werden (Funktion)

Häufigste Indikationen:
- Beurteilung von Perfusion, Funktionszustand und Abflußverhältnissen einer Transplantatniere

Patientenvorbereitung:
- 1–2 Tage vor der Untersuchung keine Nierenkontrastmitteluntersuchung, da die Funktion sonst beeinträchtigt sein könnte
- den Blasenkatheter abklemmen, damit die Ausscheidung in die Blase beurteilt werden kann

Radionuklid:
- ^{99m}Tc-MAG3 (oder ^{99m}Tc-DTPA)

Aktivitätsmenge:
- 150 MBq

Positionierung:
- im Liegen
- Kamera von Anterior
- Niere zentriert, die Blase sollte am Detektorunterrand abgebildet sein

Kollimator:
- LEHR

Aufnahmezeitpunkt:
- mit der Injektion

Untersuchungsablauf:
Nierenfunktionsszintigraphie:
- i.v. Injektion
- dynamische Aufnahmen bis 20 Minuten p.i. (60 Bilder, 2 Sekunden/Bild, 64 x 64 Matrix und anschließend 36 Bilder, 30 Sekunden/Bild, 64 x 64 Matrix)

- am Ende der Untersuchung Blasenkatheter öffnen bzw. Patienten ca. 5 Minuten herumlaufen lassen
- den Patienten die Blase entleeren lassen
- den Patienten wieder hinlegen zum Postmiktionsbild

Postmiktionsbild:
- dynamische Aufnahmen über 2 Minuten (4 Bilder, 30 Sekunden/Bild, 64 x 64 Matrix)

Auswertung:
- Addition der dynamischen Aufnahmen zu 2-Minuten Bildern zur visuellen Beurteilung

Quantifizierung:
- Berechnung z.B. des HILSON-Index
- Berechnung der Blasenerscheinungszeit

Tipps:
- falls die Gesamtfunktion bestimmt werden soll, muß eine Messung der Vollspritze und der Leerspritze, sowie eine Blutentnahme erfolgen (siehe Nierenfunktionsszintigraphie)
- in einigen Zentren wird bei der regelmäßigen Verlaufskontrolle von Transplantatnieren abwechselnd ^{99m}Tc-MAG3 und ^{99m}Tc-DTPA eingesetzt, um alternierend sowohl die tubuläre Sekretion, als auch die glomeruläre Filtration bestimmen zu können

---

Achtung:
- am Ende der Untersuchung sollte unbedingt eine Aufnahme nach Miktion oder Blasenentleerung über einen Katheter (falls möglich nach vorangegangener Lageänderung des Patienten) erfolgen, um eine Fehlaussage über den Abfluß zu vermeiden
- bevor der Patient die Abteilung verläßt, alle Aufnahmen auf Bewegungsartefakte überprüfen

13.4   Statische Nierenszintigraphie mit ^{99m}Tc-DMSA

Prinzip:
- ^{99m}Tc-DMSA wird vorwiegend tubulär gestapelt und reichert sich daher nur im funktionsfähigen Nierenparenchym an

Häufigste Indikationen:
- exakte Ermittlung der seitengetrennten Funktion, auch bei höhergradiger Funktionseinschränkung
- Ermittlung der Partialfunktion bei Doppelnieren
- Feststellung von Existenz, Größe, Lage und Form der Nieren
- Methode zur exakten Bestimmung der Restfunktion vor Nephrektomie
- Nachweis von Parenchymdefekten

Patientenvorbereitung:
- keine spezielle Vorbereitung

Radionuklid:
- ^{99m}Tc-DMSA

Aktivitätsmenge:
- 150 MBq

Positionierung:
- im Liegen
- Nieren zentriert

Kollimator:
- LEUHR

Aufnahmezeitpunkt:
- 3 Stunden p.i.
- bei hohem Kreatininwert oder Abflußstörungen aus dem Hohlraumsystem evtl. auch später

Untersuchungsablauf:
- i.v. Injektion

nach 3 Stunden:
- statische Aufnahmen von Anterior und Posterior zur Bestimmung der Partialfunktion; bei Ver-

wendung einer Einkopfkamera muß die Kamera gedreht werden; der Patient darf sich nicht bewegen (300 000 cts/Bild, 256 x 256 Matrix)
- statische Aufnahmen von RPO und LPO – bei einer Doppelkopfkamera werden gleichzeitig Aufnahmen von LAO und RAO aufgenommen (300 000 cts/Bild, 256 x 256 Matrix)
- evtl. SPECT-Aufnahme (gesamt 360°, 20 Sekunden/Bild, 128 x 128 Matrix)

Auswertung:
- visuell

Quantifizierung:
- Berechnung der seitengetrennten Funktionsanteile (geometrisches Mittel von Anterior und Posterior)
- evtl. Berechnung der Partialfunktion bei Doppelniere(n)

SPECT:
- gefilterte Rückprojektion und Postfilterung
- Rekonstruktion der Schichten in transversaler, coronarer und sagittaler Schnittführung; die sagittalen Schichten sollten in Bezug zur Nierenachse rekonstruiert werden

Tipps:
- die SPECT-Aufnahme kann in zwei oder drei aufeinanderfolgenden, zeitlich verkürzten Rotationen akquiriert werden, die vor der Rekonstruktion addiert werden, so daß bei Bewegungsartefakten der nicht verwertbare Teil der Aufnahme verworfen werden kann

Achtung:
- ein Speicherdefekt im Nierenparenchym muß in zwei Ebenen erkennbar sein
- die klinische Wertigkeit von SPECT-Aufnahmen ist nicht sicher geklärt
- bevor der Patient die Abteilung verläßt, alle Aufnahmen auf Bewegungsartefakte überprüfen

14 Schilddrüsendiagnostik

14.1 Schilddrüsenszintigraphie mit ^{99m}Tc-Pertechnetat

Prinzip:
- ^{99m}Tc-Pertechnetat wird in die Schilddrüse aufgenommen, aber nicht verstoffwechselt
- die Aufnahme von ^{99m}Tc-Pertechnetat korreliert mit der Aufnahme von Jodid; dadurch kann auch auf die Jodavidität geschlossen werden

Häufigste Indikationen:
- Nachweis von Lage, Form und Funktionszustand des Schilddrüsengewebes
- Abklärung der Funktionalität suspekter Tast- bzw. Sonographiebefunde

Patientenvorbereitung:
- Schilddrüsenhormonmedikation abhängig von Dosierung und Fragestellung rechtzeitig absetzen (nicht bei Frage nach Autonomie):
  T_3-Präparate 10 Tage vor der Untersuchung
  T_4-Präparate 4 Wochen vor der Untersuchung
- keine jodhaltigen Medikamente oder Röntgen-Kontrastmittel-Untersuchungen mindestens 4 Wochen vorher, damit die Schilddrüse nicht durch Jod blockiert ist

Radionuklid:
- ^{99m}Tc-Pertechnetat

Aktivitätsmenge:
- 40 MBq

Positionierung:
- im Sitzen oder im Liegen
- Kamera von Anterior

- Hals überstreckt
- Schilddrüse zentriert

Kollimator:

- LEHR
- falls vorhanden spezieller SD-Kollimator

Aufnahmezeitpunkt:

- 20 Minuten p.i.

Untersuchungsablauf:

- Vormessen der Vollspritze im Aktivimeter oder an der Kamera; statische Aufnahme (60 Sekunden/Bild, 128 x 128 Matrix)
- i.v. Injektion
- evtl. Nachmessen der Leerspritze im Aktivimeter oder an der Kamera; statische Aufnahme (60 Sekunden/Bild, 128 x 128 Matrix)

nach 20 Minuten:
- statische Aufnahme der Schilddrüse (100 000 cts/Bild, 128 x 128 Matrix, Aufnahmezeit höchstens 10 Minuten)
- statische Aufnahme zur Markierung von Tastbefunden, Narben, Jugulum (120 Sekunden/Bild, 128 x 128 Matrix) z.B. mit einem Kobalt-Stift
- evtl. statische Aufnahme der Injektionsstelle (besonders, wenn die Injektion des Radiopharmakons nicht streng intravenös erfolgt ist), (120 Sekunden/Bild, 128 x 128 Matrix)

Auswertung:

- visuell

Quantifizierung:
- ROI über der Schilddrüse und eine ROI zur Untergrundmessung kaudal der Schilddrüse
- Berechnung des SD-Uptakes:

$$\text{SD-Uptake} = \frac{\text{Schilddrüsenaktivität} - \text{Untergrundaktivität}}{\text{Nettoaktivität der Spritze}}$$

Tipps:
- zur Messung der leeren Spritze ggf. auch Verweilkanüle oder Schlauchsysteme mitmessen

Achtung:
- kein Natriumperchlorat geben, da sonst die Aufnahme des ^{99m}Tc-Pertechnetat in die Schilddrüse blockiert ist
- bei den Markierungsaufnahmen vom Jugulum oder auffälligen Strukturen darf sich der Patient nicht bewegen
- um einen möglichst exakten SD-Uptake berechnen zu können, sollten die Messungen der Voll- und der Leerspritze, sowie die Messung der Injektionsstelle einbezogen werden (letzteres besonders, wenn die Injektion nicht streng intravenös erfolgt ist)
- bevor der Patient die Abteilung verläßt, alle Aufnahmen auf Bewegungsartefakte überprüfen

14.2 Schilddrüsen-Supressions-Szintigraphie mit ^{99m}Tc-Pertechnetat

Prinzip:
- ^{99m}Tc-Pertechnetat wird in die Schilddrüse aufgenommen, aber nicht verstoffwechselt
- die Aufnahme von ^{99m}Tc-Pertechnetat korreliert mit der Aufnahme von Jodid; dadurch kann auch auf die Jodavidität geschlossen werden

Häufigste Indikationen:
- Prüfung der autonomen Schilddrüsenfunktion

Patientenvorbereitung:
- Supression der Schilddrüsenfunktion z.B. durch orale Gabe von Trijodthyronin vor der Szintigraphie über 10 Tage
- keine jodhaltigen Medikamente oder Röntgen-Kontrastmittel-Untersuchungen mindestens 4 Wochen vorher, damit die Schilddrüse nicht durch Jod blockiert ist

Radionuklid:
- ^{99m}Tc-Pertechnetat

Aktivitätsmenge:
- 40 MBq

Positionierung:
- im Sitzen oder im Liegen
- Kamera von Anterior
- Hals überstreckt
- Schilddrüse zentriert

Kollimator:
- LEHR
- falls vorhanden spezieller SD-Kollimator

Aufnahmezeitpunkt:
- 20 Minuten p.i.

Untersuchungsablauf:
- Vormessen der Vollspritze im Aktivimeter oder an der Kamera; statische Aufnahme (60 Sekunden/Bild, 128 x 128 Matrix)
- i.v. Injektion

- evtl. Nachmessen der Leerspritze im Aktivimeter oder an der Kamera; statische Aufnahme (60 Sekunden/Bild, 128 x 128 Matrix)

nach 20 Minuten:

- statische Aufnahme der Schilddrüse (100 000 cts/ Bild, 128 x 128 Matrix, Aufnahmezeit höchstens 10 Minuten)
- statische Aufnahme zur Markierung von Tastbefunden, Narben, Jugulum (120 Sekunden/Bild, 128 x 128 Matrix) z.B. mit einem Kobalt-Stift
- evtl. statische Aufnahme der Injektionsstelle (besonders, wenn die Injektion des Radiopharmakons nicht streng intravenös erfolgt ist), (120 Sekunden/Bild, 128 x 128 Matrix)

Auswertung:

- visuell

Quantifizierung:

- ROI über die Schilddrüse und eine ROI zur Untergrundmessung kaudal der Schilddrüse
- Berechnung des SD-Uptakes:

$$\text{SD-Uptake} = \frac{\text{Schilddrüsenaktivität} - \text{Untergrundaktivität}}{\text{Nettoaktivität der Spritze}}$$

Tipps:
- zur Messung der leeren Spritze ggf. auch Verweilkanüle, Handschuhe oder Schlauchsysteme mitmessen

Achtung:
- kein Natriumperchlorat geben, da sonst die Aufnahme des ^{99m}Tc-Pertechnetat in die Schilddrüse blockiert ist
- bei den Markierungsaufnahmen vom Jugulum oder auffälligen Strukturen darf sich der Patient nicht bewegen
- um einen möglichst exakten SD-Uptake berechnen zu können, sollten die Messungen der Voll- und der Leerspritze, sowie die Messung der Injektionsstelle einbezogen werden (letzteres besonders, wenn die Injektion nicht streng intravenös erfolgt ist)
- bevor der Patient die Abteilung verläßt, alle Aufnahmen auf Bewegungsartefakte überprüfen

14.3   Schilddrüsenszintigraphie mit ^{123}I

Prinzip:
- ^{123}I wird in den Jodstoffwechsel der Schilddrüse aufgenommen; die Intensität der Radiopharmakonaufnahme entspricht der Intensität des Stoffwechsels

Häufigste Indikationen:
- Nachweis von dystopem Schilddrüsengewebe
- Verdacht auf Zungengrundstruma

Patientenvorbereitung:
- Schilddrüsenhormonmedikation abhängig von Dosierung und Fragestellung rechtzeitig absetzen (nicht bei Frage nach Autonomie):
  T_3-Präparate 10 Tage vorher
  T_4-Präparate 4 Wochen vorher
- keine jodhaltigen Medikamente oder Röntgen-Kontrastmittel-Untersuchungen mindestens 4 Wochen vorher, damit die Schilddrüse nicht durch Jod blockiert ist

Radionuklid:
- ^{123}I-Natriumjodid

Aktivitätsmenge:
- 15 MBq

Positionierung:
- im Sitzen oder im Liegen
- Kamera von Anterior
- Hals überstreckt
- Schilddrüse zentriert

Kollimator:
- LEHR

Aufnahmezeitpunkt:
- 2 Stunden p.i.

Untersuchungsablauf: • i.v. Injektion

nach 2 Stunden:
- statische Aufnahme der Schilddrüse (100 000 cts/Bild, 128 x 128 Matrix, Aufnahmezeit höchstens 10 Minuten)
- statische Aufnahme zur Markierung von Tastbefunden, Narben, Jugulum (120 Sekunden/Bild, 128 x 128 Matrix)

Auswertung: • visuell

Achtung:
- kein Natriumperchlorat geben, da sonst die Aufnahme des ^{123}I in die Schilddrüse blockiert ist
- keine jodhaltigen Kontrastmitteluntersuchungen in den letzten 6 Wochen
- ^{123}I ist ein Zyklotronprodukt und muß einige Tage vor der Untersuchung bestellt werden
- falls vorhanden, sollte für die Aufnahme ein ME-Kollimator verwendet werden, da die Septenpenetration durch höherenergetische Quanten reduziert wird
- bevor der Patient die Abteilung verläßt, alle Aufnahmen auf Bewegungsartefakte überprüfen

15 Speicheldrüsendiagnostik

15.1 Speicheldrüsenszintigraphie mit ^{99m}Tc-Pertechnetat

Prinzip:
- ^{99m}Tc-Pertechnetat reichert sich durch aktiven Transport in den Speicheldrüsen so stark an, daß sich Perfusion und Konzentration nachweisen lassen
- Provokation der Exkretion durch Säurereiz (z.B. Zitronensaft)

Häufigste Indikationen:
- akute/chronische Sialodenitis
- Abflußstörungen z.B. Sialolithiasis
- Zustand nach Radiatio oder Radiojodtherapie
- Nachweis von funktionsfähigem Drüsengewebe

Patientenvorbereitung:
- Patient sollte 3 Stunden nüchtern sein

Radionuklid:
- ^{99m}Tc-Pertechnetat

Aktivitätsmenge
- 75 MBq

Positionierung:
- im Liegen
- Kopf gut fixiert
- Kamera von Anterior
- Kopf vollständig abgebildet, Jugulum am unteren Bildrand

Kollimator: • LEHR

Aufnahmezeitpunkt: • mit der Injektion

Untersuchungsablauf: • i.v. Injektion
                            • dynamische Aufnahmen bis 45 Minuten p.i. (45 Bilder, 1 Minute/Bild, 128 x 128 Matrix, Vergrößerung 2.0)
                            • nach 30 Minuten Gabe von Zitronensaft oral oder einer Vitamintablette oral zur Reizung der Exkretion

Auswertung: • visuell

Quantifizierung:
• ROI's über beide glandulae parotis und beide glandulae submandibularis und evtl. eine ROI über die glandula sublinguaris
• Erstellung von Zeit-Aktivitäts-Kurven

Tipps:
• Zitronensaft kann ohne Bewegung des Kopfes über einen kleinen Schlauch (z.B. einen abgeschnittenen Butterfly) oder einen biegsamen Strohhalm oral gut verabreicht werden

Achtung:
• keine Gabe von Natriumperchlorat, da sonst die Aufnahme der Aktivität in die Speicheldrüsen blockiert ist
• bevor der Patient die Abteilung verläßt, alle Aufnahmen auf Bewegungsartefakte überprüfen

16 Tränengangsdiagnostik

16.1 Tränengangsszintigraphie mit ^{99m}Tc-Pertechnetat

Prinzip:
- ^{99m}Tc-Pertechnetat wird in den Bindehautsack beider Augen gegeben und durch den Lidschlag abtransportiert
- der Abfluß zum cavum nasi wird verfolgt

Häufigste Indikationen:
- Störung der Tränensekretionsdynamik
- Abflußstörungen der ableitenden Tränenwege
- Zustand nach chirugischen oder konservativen Maßnahmen

Patientenvorbereitung:
- keine spezielle Vorbereitung

Radionuklid:
- ^{99m}Tc-Pertechnetat

Aktivitätsmenge:
- 3 MBq

Positionierung:
- im Liegen
- Kamera von Anterior
- Kopf gut fixiert
- Augen-Nasen-Region zentriert

Kollimator:
- LEHR
- falls vorhanden Pinhole-Kollimator

Aufnahmezeitpunkt:	• direkt nach Applikation des Radiopharmakons in die Bindehautsäcke

Untersuchungsablauf:	• Pipettieren des ^{99m}Tc-Pertechnetat in die Bindehautsäcke
	• dynamische Aufnahmen bis 15 Minuten p.i. (15 Bilder, 1 Minute/Bild, 128 x 128 Matrix, Vergrößerung 2.0)
	• evtl. statische Aufnahme mit einem Pinhole-Kollimator (10 Minuten/Bild, 256 x 256 Matrix)

Auswertung:	• visuell

Quantifizierung:
• ROI's über beide Tränengänge
• Erstellung von Zeit-Aktivitäts-Kurven

Achtung:
• es müssen beide Tränengänge zum Seitenvergleich aufgenommen werden
• bevor der Patient die Abteilung verläßt, alle Aufnahmen auf Bewegungsartefakte überprüfen

17 Tumordiagnostik

17.1 Tumorszintigraphie mit ^{99m}Tc-MIBI

Prinzip:
- ^{99m}Tc-MIBI reichert sich in Abhängigkeit vom Mitochondrienreichtum in den Zellen an
- da Tumorzellen meist einen erhöhten Stoffwechsel aufweisen und somit auch einen erhöhten Mitochondrien-Anteil zeigen, wird ^{99m}Tc-MIBI in diesen Zellen vermehrt angereichert

Häufigste Indikationen:
- Staging
- Differenzierung Tumorrest, Rezidiv, Narbe

Patientenvorbereitung:
- keine spezielle Vorbereitung

Radionuklid:
- ^{99m}Tc-MIBI

Aktivitätsmenge:
- 600 MBq

Positionierung:
- im Liegen

Kollimator:
- LEHR

Aufnahmezeitpunkt:
- 10 und 60 Minuten p.i.

Untersuchungsablauf: • i.v. Injektion

nach 10 und 60 Minuten:
- Ganzkörperaufnahmen von Anterior und Posterior (130 cm Scanlänge, 15 cm/Minute)
- evtl. SPECT-Aufnahme (gesamt 360°, 20 Sekunden/Bild, 128 x 128 Matrix)

Auswertung: • visuell

SPECT:
- gefilterte Rückprojektion und Postfilterung
- Rekonstruktion der Schichten in transversaler, coronarer und sagittaler Schnittführung

Tipps:
- die SPECT-Aufnahme kann in zwei oder drei aufeinanderfolgenden, zeitlich verkürzten Rotationen akquiriert werden, die vor der Rekonstruktion addiert werden, so daß bei Bewegungsartefakten der nicht verwertbare Teil der Aufnahme verworfen werden kann

Achtung:
- es handelt sich nur um einen unspezifischen Tumornachweis
- bevor der Patient die Abteilung verläßt, alle Aufnahmen auf Bewegungsartefakte überprüfen

17.2 Tumorszintigraphie mit ^{123}I-MIBG oder ^{131}I-MIBG

Prinzip:
- MIBG (Meta-Jodobenzyl-Guanidin) findet sich als Analogon des Guanethidin im Gewebe des Nebennierenmarks und in katecholaminbildenden Tumoren

Häufigste Indikationen:
- Phäochromozytom
- Neuroblastom
- Paragangliom

Patientenvorbereitung:
- um eine Aufnahme von freiem ^{123}I oder ^{131}I in der Schilddrüse zu verhindern, Gabe von z.B. Natriumperchlorat Tropfen 10 mg/kg KG, mindestens 150 mg
- diese Schilddrüsenblockade vor der Szintigraphie wiederholen

Radionuklid:
- ^{123}I-MIBG oder ^{131}I-MIBG

Aktivitätsmenge:
- 200 MBq

Positionierung:
- im Liegen

Kollimator:
- ME oder LEHR für ^{123}I-MIBG
- HE für ^{131}I-MIBG

Aufnahmezeitpunkt:
- 4 und 24 Stunden p.i., bei ^{131}I-MIBG auch 48 und 72 Stunden p.i.

Untersuchungsablauf:
- i.v. Injektion

bei ^{123}I-MIBG:
nach 4 Stunden:
- Ganzkörperaufnahmen von Anterior und Posterior (130 cm Scanlänge, 10 cm/Minute)

● evtl. SPECT-Aufnahme (gesamt 360°, 30 Sekunden/Bild, 128 x 128 Matrix)

nach 24 Stunden:
● Ganzkörperaufnahmen von Anterior und Posterior (130 cm Scanlänge, 5 cm/Minute)
● evtl. SPECT-Aufnahme (gesamt 360°, 40 Sekunden/Bild, 128 x 128 Matrix)

bei ^{131}I-MIBG:
nach 24, 48 und 72 Stunden:
● Ganzkörperaufnahmen von Anterior und Posterior (130 cm Scanlänge, 5 cm/Minute)

Auswertung: ● visuell

SPECT:
● gefilterte Rückprojektion und Postfilterung
● wenn möglich homogene Schwächungskorrektur im Bereich der Leber
● Rekonstruktion der Schichten in transversaler, coronarer und sagittaler Schnittführung

---

Tipps:
● die SPECT-Aufnahme kann in zwei oder drei aufeinanderfolgenden, zeitlich verkürzten Rotationen akquiriert werden, die vor der Rekonstruktion addiert werden, so daß bei Bewegungsartefakten der nicht verwertbare Teil der Aufnahme verworfen werden kann

---

Achtung:
● es kann zu einer physiologischen Anreicherung in den Nebennieren oder in den Nierenbeckenkelchsystemen kommen; eine Nierenmarkierung mit ^{99m}Tc-MAG3 oder ^{99m}Tc-DTPA kann hier hilfreich sein
● zur Verminderung der Aktivität in den Nierenbeckenkelchsystemen kann vor den Aufnahmen Furosemid (20 mg) injiziert werden
● ^{123}I-MIBG und ^{131}I-MIBG sind Zyklotronprodukte und müssen einige Tage vor der Untersuchung bestellt werden
● bevor der Patient die Abteilung verläßt, alle Aufnahmen auf Bewegungsartefakte überprüfen

17.3 Tumorszintigraphie mit ^{131}I-Norcholesterol

Prinzip:
- ^{131}I-Norcholesterol ist ein markiertes Cholesterinderivat und damit eine Vorstufe der Nebennierenrindenhormone

Häufigste Indikationen:
- primärer Hyperaldosteronismus
- primärer Hyperkortisolismus
- Nebennierenrindentumor

Patientenvorbereitung:
- um eine Aufnahme von freiem ^{131}I in der Schilddrüse zu verhindern, Gabe von z.B. Natriumperchlorat Tropfen 10 mg/kg KG, mindestens 150 mg
- diese Schilddrüsenblockade jeweils vor der Szintigraphie wiederholen

Radionuklid:
- ^{131}I-Norcholesterol

Aktivitätsmenge:
- 35 MBq

Positionierung:
- im Liegen
- Kamera von Posterior
- Nieren zentriert

Kollimator:
- HE

Aufnahmezeitpunkt:
- 3, 7 und 10 Tage p.i.

Untersuchungsablauf:
- i.v. Injektion

nach 3, 7 und 10 Tagen:
- statische Aufnahme (30 Minuten/Bild, 128 x 128 Matrix), Nieren zentriert, Blase am unteren Bildrand

Auswertung:
- visuell

Tipps:
- bei der Aufnahme nach 7 Tagen ist es sinnvoll, zur besseren Abgrenzung der Nieren von den Nebennieren eine Nierenmarkierung durchzuführen:
  - vor Start der Aufnahmen einen venösen Zugang legen lassen
  - statische Aufnahme wie oben angegeben
  - Injektion von 50 MBq ^{99m}Tc-MAG3 oder ^{99m}Tc-DMSA
  - statische Aufnahme im ^{99m}Tc-Energiefenster (die Hälfte der in der Norcholesterol-Aufnahme gezählten counts voreinstellen, 128 x 128 Matrix)
  - Subtraktion des Nierenbildes vom Norcholesterolbild

Achtung:
- Laborwerte sollten immer berücksichtigt werden
- ^{131}I-Norcholesterol ist ein Zyklotronprodukt und muß etwa eine Woche vor der Untersuchung bestellt werden
- bevor der Patient die Abteilung verläßt, alle Aufnahmen auf Bewegungsartefakte überprüfen

17.4 Tumorszintigraphie mit ^{131}I

Prinzip:
- ^{131}I reichert sich spezifisch in Schilddrüsengewebe an

Häufigste Indikationen:
- Metastasen- und Rezidivsuche bei Schilddrüsenkarzinomen

Patientenvorbereitung:
- Schilddrüsenhormonmedikation rechtzeitig absetzen:
  T_3-Präparate 10 Tage vor der Untersuchung
  T_4-Präparate 4 Wochen vor der Untersuchung
- keine jodhaltigen Medikamente oder Röntgen-Kontrastmittel-Untersuchungen mindestens 4 Wochen vorher, damit die Schilddrüse nicht durch Jod blockiert ist

Radionuklid:
- ^{131}I-Natriumjodid

Aktivitätsmenge:
- 100–350 MBq

Positionierung:
- im Liegen

Kollimator:
- HE

Aufnahmezeitpunkt:
- 48 Stunden p.o.

Untersuchungsablauf:
- orale Applikation

  nach 48 Stunden:
- Ganzkörperaufnahmen von Anterior und Posterior (130 cm Scanlänge, 5 cm/Minute)

Auswertung:
- visuell

Achtung:
- kein Natriumperchlorat geben, da sonst die Aufnahme des ^{131}I in das Schilddrüsengewebe blockiert ist
- keine jodhaltigen Kontrastmitteluntersuchungen in den letzten 6 Wochen
- ^{131}I ist ein Zyklotronprodukt und muß einige Tage vor der Untersuchung bestellt werden
- bevor der Patient die Abteilung verläßt, alle Aufnahmen auf Bewegungsartefakte überprüfen

17.5 Tumorszintigraphie mit ^{111}In-Somatostatin

Prinzip:
- Somatostatin ist ein Hormon des Hypophysen-vorderlappens
- mit ^{111}In-Somatostatin werden Somatostatin-Rezeptor tragende Tumorzellen markiert und dargestellt

Häufigste Indikationen:
- Tumorsuche

Patientenvorbereitung:
- keine spezielle Vorbereitung

Radionuklid:
- ^{111}In-OctreoScan

Aktivitätsmenge:
- 200 MBq

Positionierung:
- im Liegen

Kollimator:
- ME

Aufnahmezeitpunkt:
- 4 und 24 Stunden p.i.

Untersuchungsablauf:
- i.v. Injektion

nach 4 Stunden:
- Ganzkörperaufnahmen von Anterior und Posterior (130 cm Scanlänge, 10 cm/Minute)
- evtl. SPECT-Aufnahme (gesamt 360°, 30 Sekunden/Bild, 128 x 128 Matrix)

nach 24 Stunden:
- Ganzkörperaufnahmen von Anterior und Posterior (130 cm Scanlänge, 5 cm/Minute)
- evtl. SPECT-Aufnahme (gesamt 360°, 40 Sekunden/Bild, 128 x 128 Matrix)

Auswertung: • visuell

SPECT:
- gefilterte Rückprojektion und Postfilterung
- Rekonstruktion der Schichten in transversaler, coronarer und sagittaler Schnittführung

---

Tipps:
- die SPECT-Aufnahme kann in zwei oder drei aufeinanderfolgenden, zeitlich verkürzten Rotationen akquiriert werden, die vor der Rekonstruktion addiert werden, so daß bei Bewegungsartefakten der nicht verwertbare Teil der Aufnahme verworfen werden kann

---

Achtung:
- ^{111}In ist ein Zyklotronprodukt und muß einige Tage vor der Untersuchung bestellt werden
- der fertige Kit muß nach der Präparation 30 Minuten stehen, bevor das Radiopharmakon injiziert werden darf
- bevor der Patient die Abteilung verläßt, alle Aufnahmen auf Bewegungsartefakte überprüfen

18 Venendiagnostik

18.1 Radionuklidphlebographie mit ^{99m}Tc-MAA

Prinzip:
- Darstellung der venösen Abflußsituation der unteren oder oberen Extremitäten, zum Nachweis oder Ausschluß von Thrombosen

Häufigste Indikationen:
- Verdacht auf venöse Thrombose

Patientenvorbereitung:
- Abklärung einer möglichen Eiweißallergie
- (aktuelles Röntgen-Thoraxbild bei Frage nach Lungenembolie zur Beurteilung erforderlich)

Radionuklid:
- ^{99m}Tc-MAA

Aktivitätsmenge:
- 180 MBq – aufgeteilt in 2 Spritzen

Positionierung:
- im Liegen
- Kamera von Anterior

Kollimator:
- LEHR

Aufnahmezeitpunkt:
- unmittelbar nach der Injektion

Untersuchungsablauf: *Obere Extremität:*
- Arme neben den Körper lagern
- Venenstaubinden oberhalb der Handgelenke und der Ellenbogen anlegen und zuziehen

- je einen intravenösen Zugang auf jedem Handrücken
- bei gleichzeitiger Injektion beidseits Start von dynamischen Aufnahmen der Unterarme von den Händen bis zu den Ellenbogen (25 Bilder, 5 Sekunden/Bild, 128 x 128 Matrix); direkt nach dem Start Öffnen der Staubinden an den Handgelenken
- anschließend dynamische Aufnahmen der Oberarme von den Ellenbogen bis Schulterhöhe (25 Bilder, 5 Sekunden/Bild, 128 x 128 Matrix); direkt nach dem Start Öffnen der Staubinden an den Ellenbogen

Untere Extremität:
- Venenstaubinden oberhalb der Fuß- und der Kniegelenke anlegen und zuziehen
- je einen intravenösen Zugang auf jedem Fußrücken
- bei gleichzeitiger Injektion beidseits Start von dynamischen Aufnahmen der Unterschenkel von den Füßen bis zu den Knien (25 Bilder, 5 Sekunden/Bild, 128 x 128 Matrix); direkt nach dem Start Öffnen der Staubinden an den Fußgelenken
- anschließend dynamische Aufnahmen der Oberschenkel von den Knien bis zum Beckenkamm (25 Bilder, 5 Sekunden/Bild, 128 x 128 Matrix); direkt nach dem Start Öffnen der Staubinden an den Knien

Auswertung: • visuell

Achtung:
- kein Blut bei der Injektion aspirieren: Vermeidung von »hot spots«
- da über 50 % der Patienten mit Thrombose auch eine Lungenembolie aufweisen, sollte anschließend eine Lungenperfusionsszintigraphie und Lungenventilationsszintigraphie durchgeführt werden
- zum Seitenvergleich sollten immer beide Arme bzw. beide Beine aufgenommen werden
- bevor der Patient die Abteilung verläßt, alle Aufnahmen auf Bewegungsartefakte überprüfen

19 Entzündungsdiagnostik bei Kindern

19.1 Entzündungsszintigraphie mit ^{99m}Tc-Anti-Leukozyten – Antikörperfragmenten

Prinzip:
- Anreicherung von Leukozyten mit radioaktiv markierten, monoklonalen Antikörpern in den Entzündungsherden
- dadurch Darstellung der Lokalisation und des Ausmasses von entzündlichen Prozessen

Häufigste Indikationen:
- Verdacht auf Entzündungen, Fokussuche

Patientenvorbereitung:
- keine spezielle Vorbereitung

Radionuklid:
- ^{99m}Tc-Anti-Leukozyten-Antikörperfragmente

Aktivitätsmenge:
- 40–500 MBq – entsprechend der Tabelle der Paediatric Task Group der EANM

Positionierung:
- im Liegen

Kollimator:
- LEHR

Aufnahmezeitpunkt:
- 1, 4 und evtl. 20–24 Stunden p.i.

Untersuchungsablauf: • i.v. Injektion

nach 1, 4 und 20–24 Stunden:
- Ganzkörperaufnahmen von Anterior und Posterior:
- in Ganzkörpertechnik (30 Minuten/Bild)
- als Einzelaufnahmen
  (Schädel: 200 000 cts
  Stammskelett: 400 000 cts
  Extremitäten: 100 000 cts
  256 x 256 Matrix)
- evtl. statische Aufnahmen in der zweiten Ebene, besonders wenn Extremitäten betroffen sind
- evtl. SPECT-Aufnahme (gesamt 360°, 30 Sekunden/Bild, 128 x 128 Matrix)

Auswertung: • visuell

SPECT:
- gefilterte Rückprojektion und Postfilterung
- Rekonstruktion der Schichten in transversaler, coronarer und sagittaler Schnittführung

---

Tipps:
- bei Kindern unter 4–5 Jahren oder unter einer Körpergröße von 100–120 cm immer nur statische Aufnahmen des gesamten Körpers anfertigen
- die SPECT-Aufnahme kann in zwei oder drei aufeinanderfolgenden, zeitlich verkürzten Rotationen akquiriert werden, die vor der Rekonstruktion addiert werden, so daß bei Bewegungsartefakten der nicht verwertbare Teil der Aufnahme verworfen werden kann

---

Achtung:
- Antikörperfragmente sind kleiner als vollständige Antikörper und sind wegen fehlender HAMA-Bildung in der Pädiatrie zu bevorzugen
- insgesamt besteht noch kein Konsens über den Einsatz von Antikörpern bzw. Antikörperfragmenten in der Pädiatrie
- bevor das Kind die Abteilung verläßt, alle Aufnahmen auf Bewegungsartefakte überprüfen

19.2 Entzündungsszintigraphie mit ^{99m}Tc-Nanokolloiden

Prinzip:
- Diapedese (vermehrter Durchtritt von Leukozyten durch die Wand der entzündlich veränderten Blutkapillaren) und anschließend Speicherung im entzündeten Gewebe
- Anreicherung in phagozytierenden RES-Zellen von Knochenmark, Leber, Milz

Häufigste Indikationen:
- Verdacht auf Entzündung, Fokussuche insbesondere im Bereich der Extremitäten

Patientenvorbereitung:
- keine spezielle Vorbereitung

Radionuklid:
- ^{99m}Tc-Nanokolloide

Aktivitätsmenge:
- 20–300 MBq – entsprechend der Tabelle der Paediatric Task Group der EANM

Positionierung:
- im Liegen

Kollimator:
- LEHR

Aufnahmezeitpunkt:
- 1 Stunde p.i.

Untersuchungsablauf:
- i.v. Injektion

nach 1 Stunde:
- Ganzkörperaufnahmen von Anterior und Posterior:
- in Ganzkörpertechnik (30 Minuten/Bild)
- als Einzelaufnahmen
  (Schädel: 200 000 cts
  Stammskelett: 400 000 cts
  Extremitäten: 100 000 cts
  256 x 256 Matrix)

- evtl. statische Aufnahmen in der zweiten Ebene, besonders wenn Extremitäten betroffen sind
- evtl. SPECT-Aufnahme (gesamt 360°, 30 Sekunden/Bild, 128 x 128 Matrix)

Auswertung:

- visuell

SPECT:

- gefilterte Rückprojektion und Postfilterung
- Rekonstruktion der Schichten in transversaler, coronarer und sagittaler Schnittführung

Tipps:
- bei Kindern unter 4–5 Jahren oder unter einer Körpergröße von 100–120 cm immer nur statische Aufnahmen des gesamten Körpers anfertigen
- die SPECT-Aufnahme kann in zwei oder drei aufeinanderfolgenden, zeitlich verkürzten Rotationen akquiriert werden, die vor der Rekonstruktion addiert werden, so daß bei Bewegungsartefakten der nicht verwertbare Teil der Aufnahme verworfen werden kann

Achtung:
- die Verweilkanüle erst 15 Minuten nach der Injektion entfernen und das Kind beobachten, da es selten zu Eiweißallergien kommen kann
- bevor das Kind die Abteilung verläßt, alle Aufnahmen auf Bewegungsartefakte überprüfen

19.3 Entzündungsszintigraphie mit ^{67}Ga-Citrat

Prinzip:
- die Anreicherung von ^{67}Ga-Citrat in entzündlich verändertem Gewebe erfolgt nach drei unterschiedlichen Mechanismen:
- indirekte Aufnahme in entzündlichem Gewebe; ^{67}Ga-Citrat wird als Eisenanalogon zu 90% an Transferrin gebunden und gelangt so über die entzündlich veränderten Kapillaren in das entzündliche Gewebe
- ^{67}Ga-Citrat wird zudem an Lactoferrin gebunden und als Komplex von Makrophagen phagozytiert
- direkte Aufnahme in Bakterien (^{67}Ga-Citrat wird an Bakterienproteine gebunden)

Häufigste Indikationen:
- Lokalisation entzündlicher Prozesse besonders im Körperstamm und in der Wirbelsäule
- chronische Entzündungen
- Entzündungen der Lunge (Sarkoidose, Tuberkulose)

Patientenvorbereitung:
- keine spezielle Vorbereitung

Radionuklid:
- ^{67}Ga-Citrat

Aktivitätsmenge:
- 10–80 MBq – entsprechend der Tabelle der Paediatric Task Group der EANM

Positionierung:
- im Liegen

Kollimator:
- ME

Aufnahmezeitpunkt:
- 48 und 72 Stunden p.i.

Untersuchungsablauf: • i.v. Injektion

nach 48 und 72 Stunden:
- Ganzkörperaufnahmen von Anterior und Posterior:
- in Ganzkörpertechnik (40 Minuten/Bild)
- als Einzelaufnahmen
  (Schädel: 100 000 cts
  Stammskelett: 250 000 cts
  Extremitäten: 50 000–100 000 cts
  256 x 256 Matrix)
- evtl. SPECT-Aufnahme (gesamt 360°, 30 Sekunden/Bild, 128 x 128 Matrix)

Auswertung: • visuell

SPECT:
- gefilterte Rückprojektion und Postfilterung
- Rekonstruktion der Schichten in transversaler, coronarer und sagittaler Schnittführung

Tipps:
- bei Kindern unter 4–5 Jahren oder unter einer Körpergröße von 100–120 cm immer nur statische Aufnahmen des gesamten Körpers anfertigen
- die SPECT-Aufnahme kann in zwei oder drei aufeinanderfolgenden, zeitlich verkürzten Rotationen akquiriert werden, die vor der Rekonstruktion addiert werden, so daß bei Bewegungsartefakten der nicht verwertbare Teil der Aufnahme verworfen werden kann

Achtung:
- ^{67}Ga ist ein Zyklotronprodukt und muß einige Tage vor der Untersuchung bestellt werden
- ^{67}Gallium bewirkt eine relativ hohe Strahlenexposition
- Befunde im Abdomen sind wegen der starken ^{67}Ga-Ausscheidung in den Darm schwer zu beurteilen
- bevor das Kind die Abteilung verläßt, alle Aufnahmen auf Bewegungsartefakte überprüfen

19.4 Entzündungsszintigraphie mit ^{99m}Tc-HMPAO-markierten Leukozyten

Prinzip:
- Leukozyten werden in vitro markiert; der entstehende, stark lipophile Komplex immigriert bei entzündlichen Organen in die Zellwand und penetriert ins Lumen
- dadurch Darstellung der Lokalisation und des Ausmasses von entzündlichen Prozessen

Häufigste Indikationen:
- Lokalisation entzündlicher Prozesse besonders in Hohlorganen (z.B. Darm)

Patientenvorbereitung:
- keine spezielle Vorbereitung

Radionuklid:
- ^{99m}Tc-HMPAO-markierte Leukozyten (in vitro Markierung)

Aktivitätsmenge:
- 50–300 MBq – entsprechend der Tabelle der Paediatric Task Group der EANM

Positionierung:
- im Liegen

Kollimator:
- LEHR

Aufnahmezeitpunkt:
- 2 Stunden p.i. (und evtl. 24 Stunden p.i.)

Untersuchungsablauf:
- i.v. Injektion

nach 2 und evtl. nach 24 Stunden:
- Ganzkörperaufnahmen von Anterior und Posterior:
- in Ganzkörpertechnik (30 Minuten/Bild)

- als Einzelaufnahmen
  (Schädel: 200 000 cts
  Stammskelett: 400 000 cts
  Extremitäten: 100 000 cts
  256 x 256 Matrix)
- evtl. SPECT-Aufnahme (gesamt 360°, 30 Sekunden/Bild, 128 x 128 Matrix)

Auswertung: • visuell

SPECT:
- gefilterte Rückprojektion und Postfilterung
- Rekonstruktion der Schichten in transversaler, coronarer und sagittaler Schnittführung

Tipps:
- bei Kindern unter 4–5 Jahren oder unter einer Körpergröße von 100–120 cm immer nur statische Aufnahmen des gesamten Körpers anfertigen
- die SPECT-Aufnahme kann in zwei oder drei aufeinanderfolgenden, zeitlich verkürzten Rotationen akquiriert werden, die vor der Rekonstruktion addiert werden, so daß bei Bewegungsartefakten der nicht verwertbare Teil der Aufnahme verworfen werden kann

Achtung:
- ab 3 Stunden p.i. kommt es zu einer Gallenblasendarstellung und einer intestinalen Ausscheidung; Aufnahmen des Abdomens sind ab diesem Zeitpunkt schwer zu beurteilen
- bevor das Kind die Abteilung verläßt, alle Aufnahmen auf Bewegungsartefakte überprüfen

20 Gastro-Intestinale Diagnostik bei Kindern

20.1 Gastro-Ösophagealer Reflux mit ^{99m}Tc-Zinnkolloid oder ^{99m}Tc-DTPA

Prinzip:
- die radioaktiv markierte Substanz wird oral mit der Nahrung vermischt aufgenommen, darf aber nicht von der Magenschleimhaut resorbiert werden
- ein Reflux des radioaktiven Mageninhaltes in den Ösophagus kann somit nachgewiesen werden

Häufigste Indikationen:
- Gastro-Ösophagealer Reflux
- Nachweis von Aspiration durch einen Gastro-Ösophagealen Reflux

Patientenvorbereitung:
- das Kind sollte 2–3 Stunden nüchtern sein

Radionuklid:
- ^{99m}Tc-Zinnkolloid oder ^{99m}Tc-DTPA

Testmahlzeit:
- hochkalorischer Fertigdrink (z.B. Fresubin – 10 ml/kg KG – maximal 200 ml); Radiopharmakon in einen Teil einrühren; Restmenge zum Nachtrinken verwenden
- für Kleinkinder normale Flaschennahrung mitbringen lassen; Radiopharmakon in einen Teil einrühren; Restmenge zum Nachtrinken verwenden

Aktivitätsmenge:
- 20 MBq

Positionierung:
- im Liegen
- Kamera von LAO (Kamerakopf leicht gedreht, ca. 30°)

Kollimator:
- LEHR

Aufnahmezeitpunkt:
- unmittelbar nach der Nahrungsaufnahme

Untersuchungsablauf:
- Nahrungsaufnahme in möglichst kurzem Zeitraum (oral oder über eine Magensonde)
- anschließend Kind sofort unter der Kamera positionieren
- dynamische Aufnahmen über 45 Minuten (900 Bilder, 3 Sekunden/Bild, 64 x 64 Matrix)
- anschließend statische Aufnahme der Thoraxregion zum Nachweis von Aspirationen (300 Sekunden/Bild, 256 x 256 Matrix)

nach ca. 2 Stunden:
- statische Aufnahme wiederholen (300 Sekunden/Bild, 256 x 256 Matrix)

Auswertung:
- Addition der dynamischen Aufnahmen zu 15-Sekunden Bildern zur visuellen Beurteilung

Quantifizierung:
- ROI über dem Ösophagus
- Erstellung einer Zeit-Aktivitäts-Kurve zur Bestimmung eines Refluxes

Tipps:
- bei der Untersuchung des Gastro-Ösophagealen Refluxes kann gleichzeitig die Magenentleerungszeit mitbestimmt werden (siehe Magenfunktionsszintigraphie)
- im Anschluß an die dynamischen Aufnahmen kann zur weiteren Abklärung von Aspirationen ein Salivagramm durchgeführt werden (siehe Salivagramm)

Achtung:

- es darf kein Radiopharmakon verwendet werden, das von der Schleimhaut in Ösophagus oder Magen resorbiert werden kann
- es besteht Kontaminationsgefahr durch Erbrechen des Kindes
- bevor das Kind die Abteilung verläßt, alle Aufnahmen auf Bewegungartefakte überprüfen

20.2 Ösophagusszintigraphie mit ^{99m}Tc-Zinnkolloid oder ^{99m}Tc- DTPA

Prinzip:
- Prüfung der Ösophagusmotilität durch Schlucken der radioaktiv markierten Flüssigkeit

Häufigste Indikationen:
- Nachweis von Ösophagusmotilitätsstörungen

Patientenvorbereitung:
- das Kind sollte 2–3 Stunden nüchtern sein

Radionuklid:
- ^{99m}Tc-Zinnkolloid oder ^{99m}Tc-DTPA

Testmahlzeit:
- 60 g Milchbrei (z.B. Alete-Milch-Fertigbrei) in der Mischung 20 g Brei + 40 ml Wasser anrühren; Radiopharmakon in den Brei einrühren

Aktivitätsmenge:
- 30 MBq

Positionierung:
- im Liegen
- Kamera von Posterior

Kollimator:
- LEHR

Aufnahmezeitpunkt:
- mit der oralen Applikation

Untersuchungsablauf:
- Brei aufteilen in 6 Löffel je 10 g und alle 30 Sekunden (alle 40 Bilder) einen Löffel füttern; das Kind soll den Brei in einem Schluck hinunterschlucken und nicht nachschlucken bis zum nächsten Löffel
- dynamische Aufnahmen über 192 Sekunden (240 Bilder, 0,8 Sekunden/Bild, 64 x 64 Matrix)

Auswertung: • Erstellung kondensierter Bildsequenzen zur visuellen Beurteilung

Quantifizierung:
• Berechnung einer prozentualen Entleerung für den Summenschluck

Tipps:
• vor der eigentlichen Untersuchung den Ablauf mehrmals vom Kind mit Wasser üben lassen

Achtung:
• die Untersuchung führt nur zum gewünschten Ergebnis, wenn das Kind den Ablauf verstanden hat und entsprechend kooperativ ist
• es darf kein Radiopharmakon verwendet werden, das von der Schleimhaut in Ösophagus oder Magen resorbiert werden kann
• bevor das Kind die Abteilung verläßt, alle Aufnahmen auf Bewegungsartefakte überprüfen

20.3 Salivagramm mit ^{99m}Tc-Zinnkolloid oder ^{99m}Tc-DTPA

Prinzip:
- Radioaktivität wird mit dem Speichelfluß (Speichel = Saliva) während des »unbewußten« Schluckens verfolgt

Häufigste Indikationen:
- Nachweis einer Aspiration von Speichel beim Schlucken

Patientenvorbereitung:
- das Kind sollte 2–3 Stunden nüchtern sein

Radionuklid:
- ^{99m}Tc-Zinnkolloid oder ^{99m}Tc-DTPA

Aktivitätsmenge:
- 10 MBq (evtl. gemischt in einen Tropfen Sirup (z.B. SAB-Simplex)

Positionierung:
- im Liegen
- Kamera von Anterior

Kollimator:
- LEHR

Aufnahmezeitpunkt:
- mit der Gabe der radioaktiven Substanz

Untersuchungsablauf:
- dem Kind einen Tropfen der Radioaktivität unter die Zunge geben, bzw. den Schnuller in die radioaktive Substanz eintauchen und dem Kind dann in den Mund geben
- dynamische Aufnahmen über 10 Minuten (20 Bilder, 30 Sekunden/Bild, 64 x 64 Matrix)
- evtl. den Vorgang der Aktivitätsgabe zwei- oder dreimal während der 10-minütigen Aufnahme wiederholen

Auswertung:
- Addition der dynamischen Aufnahmen zu einem Bild zur visuellen Beurteilung
- Erstellung kondensierter Bildsequenzen

Tipps:
- diese Untersuchung kann unmittelbar im Anschluß an eine Untersuchung zum Gastro-Ösophagealen Reflux (siehe Gastro-Ösophagealer Reflux) durchgeführt werden

Achtung:
- es darf kein Radiopharmakon verwendet werden, das von der Schleimhaut in Ösophagus oder Magen resorbiert werden kann
- es besteht Kontaminationsgefahr durch Erbrechen des Kindes
- bevor das Kind die Abteilung verläßt, alle Aufnahmen auf Bewegungsartefakte überprüfen

20.4 Magenfunktionsszintigraphie mit ^{99m}Tc-Zinnkolloid oder ^{99m}Tc-DTPA

Prinzip:
- Beurteilung der Magenentleerung und -motilität durch Einnehmen einer radioaktiv markierten Testmahlzeit

Häufigste Indikationen:
- Gastroparese
- postoperative Funktionsstörungen
- Oberbauchbeschwerden
- Kollagenosen
- Pylorusstenose

Patientenvorbereitung:
- das Kind sollte 2–3 Stunden nüchtern sein

Radionuklid:
- ^{99m}Tc-Zinnkolloid oder ^{99m}Tc-DTPA

Testmahlzeit:
- hochkalorischer Fertigdrink (z.B. Fresubin – 10 ml/kg KG – maximal 200 ml); Radiopharmakon in einen Teil einrühren; Restmenge zum Nachtrinken verwenden
- für Kleinkinder normale Flaschennahrung mitbringen lassen; Radiopharmakon in einen Teil einrühren; Restmenge zum Nachtrinken verwenden

Aktivitätsmenge:
- 20 MBq

Positionierung:
- im Liegen
- Kamera von LAO (Kamerakopf leicht gedreht, ca. 30°)

Kollimator:
- LEHR

Aufnahmezeitpunkt:
- unmittelbar nach der Nahrungsaufnahme

Untersuchungsablauf:

- Nahrungsaufnahme in möglichst kurzem Zeitraum (oral oder über eine Magensonde)
- anschließend Kind sofort unter der Kamera positionieren
- dynamische Aufnahme über 45 Minuten (900 Bilder, 3 Sekunden/Bild, 64 x 64 Matrix)
- anschließend das Kind für ca. 10 Minuten aufstehen lassen oder hochnehmen
- weitere dynamische Aufnahme anschließen (100 Bilder, 3 Sekunden/Bild, 64 x 64 Matrix)

Auswertung:

- Addition der dynamischen Aufnahmen zu 15-Sekunden Bildern zur visuellen Beurteilung
- Erstellung kondensierter Bildsequenzen zur Beurteilung der Magenmotilität

Quantifizierung:

- ROI über dem Magen
- Erstellung einer Zeit-Aktivitäts-Kurve
- Bestimmung von $T_{1/2}$ der Magenentleerung, der Retention (in %) zu verschiedenen Zeiten und der prozentualen Entleerungsrate (in %/min)
- ROI über den Magen in beiden Aufnahmen und Berechnung der Magenentleerung unter Berücksichtigung der aufrechten Stellung

Tipps:
- bei der Untersuchung der Magenentleerung kann gleichzeitig ein Gastro-Ösophagealer Reflux nachgewiesen werden (siehe Gastro-Ösophagealer Reflux)

Achtung:
- es darf kein Radiopharmakon verwendet werden, das von der Schleimhaut in Ösophagus oder Magen resorbiert werden kann
- es besteht Kontaminationsgefahr durch Erbrechen des Kindes
- bevor das Kind die Abteilung verläßt, alle Aufnahmen auf Bewegungsartefakte überprüfen

20.5 Suche nach einem Meckelschen Divertikel mit ^{99m}Tc-Pertechnetat

Prinzip:
- das Meckelsche Divertikel ist eine Ausstülpung der Dünndarmwand und enthält häufig ektope Magenschleimhaut, welche sich durch die Anreicherung von ^{99m}Tc-Pertechnetat darstellen läßt

Häufigste Indikationen:
- Suche nach einem Meckelschen Divertikel als Blutungsquelle

Patientenvorbereitung:
- das Kind sollte 2–3 Stunden nüchtern sein
- medikamentöse Vorbereitung zur besseren ^{99m}Tc-Pertchnetat-Aufnahme in die Zellen mit: 1 mg Ranitidin/kg KG i.v. – maximal 50 mg aufgelöst in 2 ml/kg KG (0,5 mg Ranitidin/ml) 1,5–2 Stunden vor Untersuchungsbeginn

Radionuklid:
- ^{99m}Tc-Pertechnetat

Aktivitätsmenge:
- 20–150 MBq – entsprechend der Tabelle der Paediatric Task Group der EANM

Positionierung:
- im Liegen
- Kamera von Anterior

Kollimator:
- LEHR

Aufnahmezeitpunkt:
- mit der Injektion

Untersuchungsablauf:
- das Kind sollte vor Beginn der Untersuchung die Blase entleeren
- i.v. Injektion
- dynamische Aufnahmen bis 30 Minuten p.i. (60 Bilder, 30 Sekunden/Bild, 64 x 64 Matrix)

nach 30 und 60 Minuten:
- statische Aufnahmen von Anterior, RAO und LAO (5 Minuten/Bild, 256 x 256 Matrix)

Auswertung:
- visuell

Quantifizierung:
- ROI's über den Magen und die verdächtige Region
- Erstellung von Zeit-Aktivitäts-Kurven

Tipps:
- vor den Aufnahmen 60 Minuten p.i. sollte die Blase nochmals entleert werden, um blasennahe Divertikel nicht zu übersehen

---

Achtung:
- keine Natriumperchlorat-Gabe, da sonst die Aufnahme des ^{99m}Tc-Pertechnetat in die Magenschleimhaut blockiert ist
- mit der Untersuchung muß das gesamte Abdomen erfaßt werden (vom Leberoberrand bis zum caudalen Rand der Blase)
- eine ^{99m}Tc-Pertechnetat-Anreicherung ist nicht beweisend für ein Meckelsches Divertikel, da auch andere Ursachen zu einer Pertechnetat-Speicherung führen können (z.B. entzündliche Prozesse)
- Anreicherungen in einseitig erweiterten Nierenbecken können zu Fehldiagnosen führen; seitliche und/oder Posteriore Aufnahmen sowie ggf. eine Nierenmarkierung mit ^{99m}Tc-MAG3 können hier differenzialdiagnostisch hilfreich sein
- bevor das Kind die Abteilung verläßt, alle Aufnahmen auf Bewegungsartefakte überprüfen

20.6 Blutungsquellensuche mit ^{99m}Tc-markierten Erythrozyten

Prinzip:
- Darstellung von ^{99m}Tc-markierten Erythrozyten außerhalb der großen Gefäße
- durch den langen intravasalen Aktivitätsaufenthalt sind auch gering blutende Bereiche darstellbar

Häufigste Indikationen:
- Verdacht auf Blutungsquelle im Darm

Patientenvorbereitung:
- um eine Aufnahme von freiem ^{99m}Tc-Pertechnetat in der Schilddrüse und der Magenschleimhaut zu verhindern, Gabe von z.B. Natriumperchlorat Tropfen 10 mg/kg KG, mindestens 150 mg

Radionuklid:
- ^{99m}Tc-markierte Erythrozyten (in vivo oder in vitro markiert)

Aktivitätsmenge:
- 80–800 MBq – entsprechend der Tabelle der Paediatric Task Group der EANM

Positionierung:
- im Liegen
- Kamera von Anterior

Kollimator:
- LEHR

Aufnahmezeitpunkt:
- mit der Injektion

Untersuchungsablauf:
- das Kind sollte vor Beginn der Untersuchung die Blase entleeren
- i.v. Injektion
- dynamische Aufnahmen bis 60 Minuten p.i. (120 Bilder, 30 Sekunden/Bild, 64 x 64 Matrix)
- statische Aufnahmen von Anterior und evtl. von RAO und LAO (5 Minuten/Bild, 256 x 256 Matrix); evtl. bis 24 Stunden p.i.
- evtl. SPECT-Aufnahme (gesamt 360°, 30 Sekunden/Bild, 128 x 128 Matrix)

Auswertung: • visuell

SPECT:
- gefilterte Rückprojektion und Postfilterung
- Rekonstruktion der Schichten in transversaler, coronarer und sagittaler Schnittführung

Tipps:
- Blutungen in den Darm bewegen sich mit der Darmmotorik
- die SPECT-Aufnahme kann in zwei oder drei aufeinanderfolgenden, zeitlich verkürzten Rotationen akquiriert werden, die vor der Rekonstruktion addiert werden, so daß bei Bewegungsartefakten der nicht verwertbare Teil der Aufnahme verworfen werden kann

Achtung:
- mit der Untersuchung muß das gesamte Abdomen erfaßt werden (vom Leberoberrand bis zum caudalen Rand der Blase)
- Blutungsquellen im Darm können sich möglicherweise erst einige Stunden p.i. darstellen
- bevor das Kind die Abteilung verläßt, alle Aufnahmen auf Bewegungsartefakte überprüfen

20.7 Eiweißverlustszintigraphie mit ^{99m}Tc-Albumin

Prinzip:
- Eiweißverlust über den Darm wird durch das markierte Albumin dargestellt

Häufigste Indikationen:
- Verdacht auf Eiweißverlust
- Verdacht auf Malrotation des Darms

Patientenvorbereitung:
- das Kind sollte ca. 4 Stunden nüchtern sein

Radionuklid:
- ^{99m}Tc-markiertes Albumin

Aktivitätsmenge:
- 80–800 MBq – entsprechend der Tabelle der Paediatric Task Group der EANM

Positionierung:
- im Liegen
- Kamera von Anterior

Kollimator:
- LEHR

Aufnahmezeitpunkt:
- mit der Injektion

Untersuchungsablauf:
- das Kind sollte vor Beginn der Untersuchung die Blase entleeren
- i.v. Injektion
- dynamische Aufnahmen bis 60 Minuten p.i. (120 Bilder, 30 Sekunden/Bild, 64 x 64 Matrix)
- statische Aufnahmen von Anterior und evtl. RAO und LAO (5 Minuten/Bild, 256 x 256 Matrix); evtl. bis 24 Stunden p.i.
- evtl. SPECT-Aufnahme (gesamt 360°, 30 Sekunden/Bild, 128 x 128 Matrix)

Auswertung: • visuell

SPECT:
• gefilterte Rückprojektion und Postfilterung
• Rekonstruktion der Schichten in transversaler, coronarer und sagittaler Schnittführung

Tipps:
• die SPECT-Aufnahme kann in zwei oder drei aufeinanderfolgenden, zeitlich verkürzten Rotationen akquiriert werden, die vor der Rekonstruktion addiert werden, so daß bei Bewegungsartefakten der nicht verwertbare Teil der Aufnahme verworfen werden kann

Achtung:
• mit der Untersuchung muß das gesamte Abdomen erfaßt werden (vom Leberoberrand bis zum caudalen Rand der Blase)
• bevor das Kind die Abteilung verläßt, alle Aufnahmen auf Bewegungsartefakte überprüfen

21 Herzdiagnostik bei Kindern

21.1 Radionuklidventrikulographie mit ^{99m}Tc-markierten Erythrozyten

Prinzip:
- eine erniedrigte Ejektionsfraktion des linken Ventrikels kann ein Zeichen einer Myokardschädigung sein (Klappenvitium)
- Darstellung der Ventrikelfunktion durch eine Markierung des Blutes in den Ventrikeln und einer ausreichenden Anzahl von Aufnahmen pro Herzzyklus mit ausreichender Impulszahl
- quantitative Auswertung der Ejektionsfraktion und Wandbewegungsanalyse

Häufigste Indikationen:
- Bestimmung der Herzleistung vor und nach Chemotherapie

Patientenvorbereitung:
- um eine Aufnahme von freiem ^{99m}Tc-Pertechnetat in der Schilddrüse und der Magenschleimhaut zu verhindern, Gabe von z.B. Natriumperchlorat Tropfen 10 mg/kg KG, mindestens 150 mg

Radionuklid:
- ^{99m}Tc-markierte Erythrozyten (in vivo oder in vitro markiert)

Aktivitätsmenge:
- 80–900 MBq – entsprechend der Tabelle der Paediatric Task Group der EANM

Positionierung:
- im Liegen
- Kamera von LAO
- linker Ventrikel muß separat dargestellt sein

Kollimator: • LEHR oder LEAP

Aufnahmezeitpunkt: • direkt nach Belastungs- bzw. Ruheinjektion

Untersuchungsablauf: *Belastung:*
- i.v. Injektion
- Belastungstest ergometrisch
- EKG-getriggerte Sequenzaufnahme (20–50 ms/ Bild in Abhängigkeit von der Herzfrequenz, 24–32 Bilder/Herzzyklus, 3 Minuten Aufnahmezeit, 10–15% Fensterbreite im Histogramm der Herzfrequenz, 64 x 64 Matrix)

Ruhe:
- i.v. Injektion
- EKG-getriggerte Sequenzaufnahme (20–50 ms/ Bild in Abhängigkeit von der Herzfrequenz, 24–32 Bilder/Herzzyklus, 10 Minuten Aufnahmezeit, mindestens 100 Herzzyklen, 10–15% Fensterbreite im Histogramm der Herzfrequenz, 64 x 64 Matrix)

Auswertung: *Quantifizierung:*
- Ausschluß der abnormen Schläge, sowie des nachfolgenden Schlages vor der Quantifizierung
- ROI über den linken Ventrikel in der Enddiastole und Endsystole
- Background-ROI neben den linken Ventrikel zur Korrektur der überlagerten Aktivitäten
- Berechnung der LVEF
- Wandbewegungsanalyse z.B. durch Ermittlung von Phasenbildern

Tipps:
- bei bestimmten Fragestellungen kann die Positionierung der Kamera auch von Anterior, RAO oder Links lateral sein

Achtung:
- es sollte zu einer überlagerungsfreien Darstellung des rechten und linken Ventrikels kommen
- bevor das Kind die Abteilung verläßt, alle Aufnahmen auf Bewegungsartefakte überprüfen

22 Hirndiagnostik bei Kindern

22.1 Hirnperfusion mit ^{99m}Tc-markierten, lipophilen Substanzen

Prinzip:
- die ^{99m}Tc-markierten, lipophilen Substanzen überwinden durch passiven Transport die Blut-Hirn-Schranke und werden durch Enzyme in lipophile und hydrophile Substanzen umgewandelt
- die lipophilen Komplexe werden in kurzer Zeit ausgewaschen und ausgeschieden
- die hydrophilen Komplexe können die Blut-Hirn-Schranke nicht überwinden
- die Verteilung des Radiopharmakons im Gehirn entspricht dem regionalen cerebralen Blutfluß (rCBF)

Häufigste Indikationen:
- Epilepsie
- akute und cerebrovaskuläre Insuffizienz
- primäre Hirntumore
- Hirntod-Bestimmung

Patientenvorbereitung:
- Verweilkanüle legen
- 15 Minuten vor Injektion das Kind in einen schallgeschützten, abgedunkelten Raum legen
- Injektion unter Ruhebedingungen
- nach Injektion das Kind weitere 15 Minuten in Ruhe liegen lassen
- bei iktaler Diagnostik Injektion des Radiopharmakons unmittelbar nach Anfallsbeginn auf einer entsprechenden Überwachungsstation

Radionuklid:

- ^{99m}Tc-HMPAO oder ^{99m}Tc-ECD

Aktivitätsmenge:

- 100–740 MBq – entsprechend der Tabelle der Paediatric Task Group der EANM

Positionierung:

- im Liegen
- Kopf symmetrisch, gut fixiert

Kollimator:

- LEHR oder LEHR-Fan Beam

Aufnahmezeitpunkt:

- 20 Minuten p.i. (HMPAO), 1 Stunde p.i. (ECD)

Untersuchungsablauf:

- i.v. Injektion

nach 20 Minuten oder nach 1 Stunde (abhängig vom Radiopharmakon):
- SPECT-Aufnahme (gesamt 360°, 40 Sekunden/ Bild, 128 x 128 Matrix)

Auswertung:

SPECT:
- gefilterte Rückprojektion und Postfilterung
- wenn möglich homogene Schwächungskorrektur
- Rekonstruktion der Schichten in transversaler, coronarer und sagittaler Schnittführung mit Ausrichtung an der Orbito-Meatalebene

Semi-Quantifizierung:
- der Anatomie des Hirns angepaßte ROI's
- die ROI's müssen für die beiden Hemisphären des Hirns identisch sein (wenn möglich die ROI's auf die Gegenseite des Hirns spiegeln), da ein Seitenvergleich berechnet werden soll
- Berechnung von Quotienten für die entsprechenden ROI's beider Hemisphären (Seitenvergleich)

Tipps:
- die SPECT-Aufnahme kann in zwei oder drei aufeinanderfolgenden, zeitlich verkürzten Rotationen akquiriert werden, die vor der Rekonstruktion addiert werden, so daß bei Bewegungsartefakten der nicht verwertbare Teil der Aufnahme verworfen werden kann

Achtung:
- eine Sedierung des Kindes kann evtl. notwendig sein
- Qualitätskontrolle des Radiopharmakons auf radiochemische Reinheit vor der Injektion durchführen, da die Markierung anfällig ist
- ^{99m}Tc-HMPAO sollte in einem Zeitraum von maximal 30 Minuten nach der Präparation injiziert werden
- zur Bestimmung der Reservekapazität kann die gleiche Untersuchung zusätzlich unter Diamox-Medikation an einem weiteren Tag durchgeführt werden (max. 1 g Diamox gelöst in 10 ml aqua injectabilia 15 Minuten vor Injektion des Radiopharmakons injizieren); die Untersuchung sollte genau mit dem behandelnden Arzt abgesprochen werden, da Diamox ein hochwirksames Mittel ist
- bevor das Kind die Abteilung verläßt, alle Aufnahmen auf Bewegungsartefakte überprüfen

22.2 Liquorszintigraphie mit ^{111}In-DTPA

Prinzip:
- ^{111}In-DTPA wird in den äußeren Liquorraum injiziert; durch den erhöhten Druck bei der Injektion kann das Radionuklid in den inneren Liquorraum gelangen und die Verteilung wird über einen Zeitraum bis zu 24 Stunden p.i. verfolgt
- zusätzlich kann bei Verdacht auf eine Liquorfistel mittels Ohren- und Nasentupfern austretender, radioaktiv markierter Liquor nachgewiesen werden

Häufigste Indikationen:
- Störungen der Liquorzirkulation
- Nachweis einer Liquorfistel

Patientenvorbereitung:
- das Kind sollte einige Stunden nüchtern sein
- Vorbereitung zur Lumbalpunktion
- es muß ein Bett für das Kind zur Verfügung stehen, da es nach der Lumbalpunktion 24 Stunden Bettruhe einhalten muß
- bei einer Untersuchung bei der Frage nach Liquorfistel müssen Nasen- und Ohrentupfer (für jeden Aufnahmezeitpunkt zwei Tupfer für die Ohren und zwei Tupfer für die Nase) vorbereitet werden

Radionuklid:
^{111}In-DTPA

Aktivitätsmenge:
- 10–24 MBq – entsprechend der Tabelle der Paediatric Task Group der EANM

Positionierung:
- im Liegen
- Kopf symmetrisch

Kollimator:
- ME

Aufnahmezeitpunkt: • 4, 24 und 48 Stunden p.i.

Untersuchungsablauf: *bei der Frage nach Liquorzirkulationsstörung:*
- Lumbalpunktion unter sterilen Bedingungen
- Entnahme von Liquor im gleichen Volumen wie das zu injizierende Radiopharmakon zur Vermeidung einer Druckerhöhung im Liquorraum
- intralumbale Injektion

nach 4, 24 und 48 Stunden:
- statische Aufnahme vom Spinalkanal von Posterior (5 Minuten/Bild, 128 x 128 Matrix)
- statische Aufnahmen vom Kopf von Anterior, Posterior, Rechts lateral und Links lateral (5 Minuten/Bild, 128 x 128 Matrix)
- evtl. SPECT-Aufnahme vom Kopf (gesamt 360°, 30 Sekunden/Bild, 128 x 128 Matrix)

bei der Frage nach Liquorfistel:
- Messung von Ohren- und Nasentupfern im Bohrloch (als Nullwert) vor der Injektion
- Wiegen der Ohren- und Nasentupfer (als Nullwert) vor der Injektion
- Lumbalpunktion unter sterilen Bedingungen
- Entnahme von Liquor im gleichen Volumen wie das zu injizierende Radiopharmakon zur Vermeidung einer Druckerhöhung im Liquorraum
- intralumbale Injektion

nach 4 Stunden:
- statische Aufnahme vom Spinalkanal von Posterior (5 Minuten/Bild, 128 x 128 Matrix)
- statische Aufnahmen vom Kopf von Anterior, Rechts lateral und Links lateral (5 Minuten/Bild, 128 x 128 Matrix)
- evtl. SPECT-Aufnahme vom Kopf (gesamt 360°, 30 Sekunden/Bild, 128 x 128 Matrix)

nach 24 und 48 Stunden:
- Austauschen der Ohren- und Nasentupfer, Messung der Tupfer im Bohrloch
(Messwert – Nullwert = Nettowert)

- statische Aufnahme vom Spinalkanal von Posterior (5 Minuten/Bild, 128 x 128 Matrix)
- statische Aufnahmen vom Kopf von Anterior, Rechts lateral und Links lateral (5 Minuten/Bild, 128 x 128 Matrix)
- evtl. SPECT-Aufnahme vom Kopf (gesamt 360°, 30 Sekunden/Bild, 128 x 128 Matrix)

Auswertung:

- visuell

Quantifizierung:
- Vergleich der Aktivitätsspeicherung (Nettowerte unter Berücksichtigung der Zerfallskorrektur) in den Ohren- und Nasentupfern bei einer Untersuchung zum Nachweis einer Liquorfistel

SPECT:
- gefilterte Rückprojektion und Postfilterung
- Rekonstruktion der Schichten in transversaler, coronarer und sagittaler Schnittführung

Tipps:
- die SPECT-Aufnahme kann in zwei oder drei aufeinanderfolgenden, zeitlich verkürzten Rotationen akquiriert werden, die vor der Rekonstruktion addiert werden, so daß bei Bewegungsartefakten der nicht verwertbare Teil der Aufnahme verworfen werden kann

Achtung:
- die Lumbalpunktion muß unter sterilen Bedingungen erfolgen
- eine Sedierung des Kindes kann evtl. notwendig sein
- das Kind muß nach der Lumbalpunktion 24 Stunden Bettruhe einhalten
- die Tupfer immer vor Aufnahmebeginn tauschen
- ^{111}In ist ein Zyklotronprodukt und muß einige Tage vor der Untersuchung bestellt werden
- bevor das Kind die Abteilung verläßt, alle Aufnahmen auf Bewegungsartefakte überprüfen

23 Hodendiagnostik bei Kindern

23.1 Hodenszintigraphie mit ^{99m}Tc-DTPA

Prinzip:
- ^{99m}Tc-DTPA verteilt sich im Hoden entsprechend der Durchblutung
- bei Torsion verminderte –, bei Entzündung vermehrte Anreicherung

Häufigste Indikationen:
- Differenzialdiagnose Entzündung/Hodentorsion

Patientenvorbereitung:
- keine spezielle Vorbereitung

Radionuklid:
- ^{99m}Tc-DTPA

Aktivitätsmenge:
- 50–500 MBq – entsprechend der Tabelle der Paediatric Task Group der EANM

Positionierung:
- im Liegen
- Kamera von Anterior
- Penis nach cranial fixieren
- beide Hoden auf gleiche Höhe unterpolstern
- Bleiabdeckung auf Oberschenkel und Blase

Kollimator:
- LEHR

Aufnahmezeitpunkt:
- mit der Injektion

Untersuchungsablauf:
- i.v. Injektion
- dynamische Aufnahmen bis 60 Sekunden p.i. (60 Bilder, 1 Sekunde/Bild, 128 x 128 Matrix, Vergrößerung 2.0)

nach 1, 5, 10 und 20 Minuten:
- statische Aufnahmen (2 Minuten/Bild, 256 x 256 Matrix, Vergrößerung 2.0)
- anschließend statische Markierungsaufnahme in gleicher Aufnahmetechnik mit z.B. Kobalt-Markern caudal und lateral beider Hoden

Auswertung:
- visuell

Achtung:
- die Hoden sollten symmetrisch gelagert werden
- eine Hodentorsion oder Hodenentzündung kann für das Kind sehr schmerzhaft sein
- bevor das Kind die Abteilung verläßt, alle Aufnahmen auf Bewegungsartefakte überprüfen

24 Knochendiagnostik bei Kindern

24.1 Knochenszintigraphie mit ^{99m}Tc-Phosphatverbindungen

Prinzip:
- Phosphatverbindungen werden nach i.v. Injektion in den Knochenstoffwechsel eingeschleußt; ihre Verteilung entspricht der Intensität des Knochenstoffwechsels

Häufigste Indikationen:
- Vorliegen von primären malignen oder benignen Knochentumoren
- Metastasensuche bei Tumoren mit ossärer Metastasierung oder deren Verlaufskontrolle
- entzündliche Knochenerkrankungen (z.B. Osteomyelitis)
- Arthritis
- spezielle traumatische Veränderungen (z.B. Primärdiagnostik, Frakturalter, Heilungsverlauf, Kindsmißhandlung)

Patientenvorbereitung:
- keine spezielle Vorbereitung
- nach der Injektion des Radiopharmakons soll das Kind viel trinken und zur Reduzierung der Strahlenexposition häufig die Blase entleeren; Säuglinge erhalten häufiger eine frische Windel

Radionuklid:
- ^{99m}Tc-Phosphatverbindungen

Aktivitätsmenge:
- 40–500 MBq – entsprechend der Tabelle der Paediatric Task Group der EANM

Positionierung: • im Liegen

Kollimator: • LEHR (erste und zweite Phase)
                          • LEUHR (dritte Phase)
                          • falls vorhanden Pinhole-Kollimator

Aufnahmezeitpunkt: • mit der Injektion (erste Phase)
                          • unmittelbar nach der Injektion (zweite Phase)
                          • 3 Stunden p.i. (dritte Phase)

Untersuchungsablauf: • i.v. Injektion

1. Phase:
• dynamische Aufnahmen bis 30 Sekunden p.i.
  (30 Bilder, 1 Sekunde/Bild, 64 x 64 oder 128 x 128
  Matrix)

2. Phase:
• Ganzkörperaufnahmen von Anterior und Posterior
• in Ganzkörpertechnik (10 Minuten/Bild)
• als Einzelaufnahmen
  (Schädel: 300 000 cts
  Stammskelett: 500 000 cts
  Extremitäten: 100 000–250 000 cts
  256 x 256 Matrix)

3. Phase:
• Ganzkörperaufnahmen von Anterior und Posterior
• in Ganzkörpertechnik (30 Minuten/Bild)
• als Einzelaufnahmen
  (Schädel: 300 000 cts
  Stammskelett: 500 000 cts
  Extremitäten: 100 000–250 000 cts
  256 x 256 Matrix)
• evtl. statische Aufnahmen in der zweiten Ebene,
  besonders wenn Extremitäten betroffen sind
• evtl. SPECT-Aufnahme der betroffenen Region
  (gesamt 360°, 30 Sekunden/Bild, 128 x 128
  Matrix)

- evtl. Pinhole-Aufnahmen kleiner Gelenke; dabei werden immer Aufnahmen der betroffenen Seite und der gesunden Gegenseite angefertigt (600–720 Sekunden/Bild, 256 x 256 Matrix)

Auswertung:

- visuell

Quantifizierung:
- evtl. ROI-Quantifizierung zum Seitenvergleich in Abhängigkeit vom Befund (identische ROI's für beide Seiten)

SPECT
- gefilterte Rückprojektion und Postfilterung
- Rekonstruktion der Schichten in transversaler, coronarer und sagittaler Schnittführung

Tipps:
- bei Säuglingen für die Spätaufnahmen die »Mittagsschlafenszeit« ausnutzen; auf eine Sedierung kann dann in der Regel verzichtet werden
- bei Kindern unter 4–5 Jahren oder unter einer Körpergröße von 100–120 cm immer nur statische Aufnahmen des gesamten Körpers anfertigen
- die SPECT-Aufnahme kann in zwei oder drei aufeinanderfolgenden, zeitlich verkürzten Rotationen akquiriert werden, die vor der Rekonstruktion addiert werden, so daß bei Bewegungsartefakten der nicht verwertbare Teil der Aufnahme verworfen werden kann
- abhängig von der Akzeptanz des Kindes kann evtl. auf eine Anteriore Aufnahme des Schädels verzichtet werden
- Aufnahmen der Hände bei größeren Kindern im Sitzen anfertigen
- ist bei der Aufnahme des Beckens bei Kleinkindern die Blase sehr stark gefüllt, sollte die Aufnahme mit einer erhöhten Gesamt-Countzahl angefertigt werden (besonders, wenn das Kind schläft und daher nicht die Blase entleert)
- immer mit den Aufnahmen der Körperpartie beginnen, die am wichtigsten erscheint

Achtung:
- für die Untersuchung sollte immer mindestens die zweite und dritte Phase aufgenommen werden; die erste Phase wird nur bei wenigen Fragestellungen eingesetzt (z.B. primäre Knochentumore)
- es werden sowohl in der zweiten, als auch in der dritten Phase immer Aufnahmen des gesamten Körpers als Einzelaufnahmen oder in Ganzkörpertechnik angefertigt
- es ist auf eine streng symmetrische Lagerung des Kindes zu achten
- die Epiphysenfugen von Radius und Ulna, sowie von Tibia und Fibula müssen getrennt voneinander beurteilbar sein
- bevor das Kind die Abteilung verläßt, alle Aufnahmen auf Bewegungsartefakte überprüfen

25 Leber- und Milzdiagnostik bei Kindern

25.1 Leberfunktionsszintigraphie mit ^{99m}Tc-Lidocainderivaten

Prinzip:
- Speicherung der radioaktiv markierten Lidocainderivate in den Hepatozyten des funktionsfähigen Leberparenchyms
- Sezernierung der radioaktiv markierten Lidocainderivate aus diesen Zellen mit der Galle über die Gallengänge in den Dünndarm

Häufigste Indikationen:
- Verdacht auf Gallengangsatresie/-hypoplasie
- neonatale Hepatitis

Patientenvorbereitung:
- das Kind sollte 4 Stunden nüchtern sein
- besonders bei Verdacht auf Gallengangsatresie vorher Gabe von Phenobarbital (z. B. Luminaletten – 5 mg/Tag in drei Einzeldosen von ca. 1,6 mg über 3–5 Tage)

Radionuklid:
- ^{99m}Tc-Lidocainderivate (z. B. ^{99m}Tc-IDA)

Aktivitätsmenge:
- 40–150 MBq – entsprechend der Tabelle der Paediatric Task Group der EANM

Positionierung:
- im Liegen
- Kamera von Anterior (und Posterior, falls eine Doppelkopfkamera vorhanden ist)

Kollimator: • LEHR

Aufnahmezeitpunkt: • mit der Injektion

Untersuchungsablauf: • i.v. Injektion
                         • dynamische Aufnahmen bis 60 Minuten p.i. (120 Bilder, 30 Sekunden/Bild, 64 x 64 Matrix)
                         • weiter mit statischen Aufnahmen von Anterior und evtl. von RAO und LAO (5 Minuten/Bild, 256 x 256 Matrix) bis zur Darstellung von Darmaktivität; evtl. bis 24 Stunden p.i.
                         • ca. 2 Stunden p.i. Gabe einer Reizmahlzeit
                         • evtl. SPECT-Aufnahme (gesamt 360°, 30 Sekunden/Bild, 128 x 128 Matrix)

Auswertung: • visuell

                         Quantifizierung:
                         • Berechnung von $T_{1/2}$ aus dem Leberparenchym
                         • ROI's über Herz und Leber und Erstellung von Zeit-Aktivitäts-Kurven zur Beurteilung der Extraktion des Radiopharmakons aus dem Blut

                         SPECT:
                         • gefilterte Rückprojektion und Postfilterung
                         • Rekonstruktion der Schichten in transversaler, coronarer und sagittaler Schnittführung

Tipps:
• eine schlechte Leberfunktion kann zu einer heterotropen Ausscheidung des Radiopharmakons über die Nieren führen; daher vor den Aufnahmen die Blase entleeren lassen bzw. die Windel wechseln, um eine schlechte Bildqualität durch eine erhöhte Aktivitätsanreicherung in der Blase zu vermeiden
• die SPECT-Aufnahme kann in zwei oder drei aufeinanderfolgenden, zeitlich verkürzten Rotationen akquiriert werden, die vor der Rekonstruktion addiert werden, so daß bei Bewegungsartefakten der nicht verwertbare Teil der Aufnahme verworfen werden kann

Achtung:

- eine schlechte Leberfunktion kann zu einer heterotropen Ausscheidung des Radiopharmakons über die Nieren führen, was nicht als Darmaktivität mißinterpretiert werden sollte; seitliche und/oder Posteriore Aufnahmen sowie ggf. eine Nierenmarkierung mit ^{99m}Tc-MAG3 können hier differenzialdiagnostisch hilfreich sein
- bevor das Kind die Abteilung verläßt, alle Aufnahmen auf Bewegungsartefakte überprüfen

25.2 Milzszintigraphie mit ^{99m}Tc-markierten, hitzealterierten Erythrozyten

Prinzip:
- ^{99m}Tc-markierte, hitzealterierte Erythrozyten reichern sich in der Milz an, da sie in funktionsfähigem Milzgewebe abgebaut werden

Häufigste Indikationen:
- Frage nach funktionsfähigem Milzgewebe
- Frage nach einer Nebenmilz

Patientenvorbereitung:
- um eine Aufnahme von freiem ^{99m}Tc-Pertechnetat in der Schilddrüse und der Magenschleimhaut zu verhindern, Gabe von z.B. Natriumperchlorat Tropfen 10 mg/kg KG, mindestens 150 mg

Radionuklid:
- ^{99m}Tc-markierte, hitzealterierte Erythrozyten (in vitro markiert z.B. mit UltraTag und 10 Minuten im Wasserbad bei 56 °C hitzealteriert)

Aktivitätsmenge:
- 20–100 MBq – entsprechend der Tabelle der Paediatric Task Group der EANM

Positionierung:
- im Liegen

Kollimator:
- LEHR

Aufnahmezeitpunkt:
- 30 Minuten p.i.

Untersuchungsablauf:
- i.v. Injektion

nach 30 Minuten:
- statische Aufnahmen von Anterior, Posterior, RAO und LAO (5 Minuten/Bild, 256 x 256 Matrix)
- SPECT-Aufnahme (gesamt 360°, 30 Sekunden/Bild, 128 x 128 Matrix)

Auswertung:
- visuell

SPECT:
- gefilterte Rückprojektion und Postfilterung
- Rekonstruktion der Schichten in transversaler, coronarer und sagittaler Schnittführung

Tipps:
- die SPECT-Aufnahme kann in zwei oder drei aufeinanderfolgenden, zeitlich verkürzten Rotationen akquiriert werden, die vor der Rekonstruktion addiert werden, so daß bei Bewegungsartefakten der nicht verwertbare Teil der Aufnahme verworfen werden kann

Achtung:
- es kommt zu einer starken Anreicherung des Radiopharmakons in der Leber, welche die Anreicherung in einer sehr kleinen Milz »überstrahlen« kann
- bevor das Kind die Abteilung verläßt, alle Aufnahmen auf Bewegungsartefakte überprüfen

26 Lungendiagnostik bei Kindern

26.1 Lungenperfusion mit ^{99m}Tc-MAA

Prinzip:
- ^{99m}Tc-markierte Partikel verursachen Mikroembolisationen in den Lungenkapillaren
- die Verteilung des Radiopharmakons entspricht der regionalen Verteilung der Lungendurchblutung

Häufigste Indikationen:
- Verdacht auf Lungenembolie
- angeborene Lungenperfusionsstörungen
- Fremdkörperaspiration

Patientenvorbereitung:
- aktuelles Röntgen-Thoraxbild zur Beurteilung erforderlich
- Abklärung einer möglichen Eiweißallergie

Radionuklid:
- ^{99m}Tc-MAA

Aktivitätsmenge:
- 10–80 MBq – entsprechend der Tabelle der Paediatric Task Group der EANM
- die Anzahl der Partikel wird ausgehend von 100 000 Partikeln bei Erwachsenen körperoberflächenabhängig reduziert bis ca. 20 000 beim Neugeborenen

Positionierung:
- im Liegen

Kollimator:

- LEHR

Aufnahmezeitpunkt:

- unmittelbar nach der Injektion

Untersuchungsablauf:

- i.v. Injektion im Liegen
- das Kind muß während der Injektion mehrmals tief ein- und ausatmen
- statische Aufnahmen von Anterior, Posterior, RPO, LPO, RAO und LAO (5 Minuten/Bild, 256 x 256 Matrix)
- evtl. SPECT-Aufnahme (gesamt 360°, 20 Sekunden/Bild, 128 x 128 Matrix)

Auswertung:

- visuell

Quantifizierung der Perfusion:
- 3 identische Rechteck-ROI's über Ober-, Mittel- und Unterlappen für jeden Lungenflügel von Anterior und Posterior
- Berechnung des Perfusionsanteils getrennt für alle ROI's
- Berechnung des Perfusionsanteils für beide Lungenflügel (geometrisches Mittel von Anterior und Posterior)

SPECT:
- gefilterte Rückprojektion und Postfilterung
- Rekonstruktion der Schichten in transversaler, coronarer und sagittaler Schnittführung

Tipps:
- an einer SPECT-fähigen Kamera können bei größeren Kindern die statischen Aufnahmen auch in SPECT-Technik aufgenommen werden (gesamt 360°, 45°/Winkelschritt, 5 Minuten/Bild, 256 x 256 Matrix)
- die SPECT-Aufnahme kann in zwei oder drei aufeinanderfolgenden, zeitlich verkürzten Rotationen akquiriert werden, die vor der Rekonstruktion addiert werden, so daß bei Bewegungsartefakten der nicht verwertbare Teil der Aufnahme verworfen werden kann

Achtung:

- wird die Perfusionsszintigraphie im Anschluß an eine Inhalationsszintigraphie durchgeführt, muß die Aktivitätsmenge so erhöht werden, daß das Verhältnis der Impulsraten (Inhalation:Perfusion) mindestens 1:3 beträgt; die Partikelzahl sollte jedoch nicht überschritten werden
- kein Blut bei der Injektion aspirieren (Vermeidung von »hot spots«)
- bevor das Kind die Abteilung verläßt, alle Aufnahmen auf Bewegungsartefakte überprüfen

26.2 Lungeninhalation mit ^{99m}Tc-markierten Partikeln oder Aerosolen

Prinzip:
- durch Inhalieren von ^{99m}Tc-markierten Aerosolen oder Kohlepartikeln Verteilung der Aktivität in den Lungenalveolen
- die Verteilung des Radiopharmakons entspricht der regionalen Belüftung der Lunge

Häufigste Indikationen:
- Verdacht auf Lungenembolie
- Quantifizierung der Lungeninhalation zur Verlaufs- und Therapiekontrolle bei obstruktiven Lungenerkrankungen

Patientenvorbereitung:
- aktuelles Röntgen-Thoraxbild zur Beurteilung erforderlich

Radionuklid:
- ^{99m}Tc-markierte Aerosole oder Kohlepartikel (Technegas)
- Vorbereitung des Inhalationsgerätes nach Vorschrift des Herstellers

Aktivitätsmenge:
- max. Aktivitätsmenge nach Angaben des Herstellers des Inhalationsgerätes – entsprechend der Tabelle der Paediatric Task Group der EANM körperoberflächenabhängig reduzieren
- Aktivitätsmenge im Kind ist abhängig von der Atemkapazität

Positionierung:
- im Liegen

Kollimator:
- LEHR

Aufnahmezeitpunkt:
- unmittelbar nach der Inhalation

Untersuchungsablauf:
- das Kind inhalieren lassen
- anschließend etwas trinken und Mund ausspülen lassen, damit Mund und Speiseröhre aktivitätsfrei sind
- statische Aufnahmen von Anterior, Posterior, RPO, LPO, RAO und LAO (5 Minuten/Bild, 256 x 256 Matrix)
- evtl. SPECT-Aufnahme (gesamt 360°, 20 Sekunden/Bild, 128 x 128 Matrix)

Auswertung:
- visuell

Quantifizierung der Inhalation:
- 3 identische Rechteck-ROI's über Ober-, Mittel- und Unterlappen für jeden Lungenflügel von Anterior und Posterior
- Berechnung des Inhalationsanteils getrennt für alle ROI's
- Berechnung des Inhalationssanteils für beide Lungenflügel (geometrisches Mittel von Anterior und Posterior)

SPECT:
- gefilterte Rückprojektion und Postfilterung
- Rekonstruktion der Schichten in transversaler, coronarer und sagittaler Schnittführung

Tipps:
- an einer SPECT-fähigen Kamera können bei größeren Kindern die statischen Aufnahmen auch in SPECT-Technik aufgenommen werden (gesamt 360°, 45°/Winkelschritt, 5 Minuten/Bild, 256 x 256 Matrix)
- die SPECT-Aufnahme kann in zwei oder drei aufeinanderfolgenden, zeitlich verkürzten Rotationen akquiriert werden, die vor der Rekonstruktion addiert werden, so daß bei Bewegungsartefakten der nicht verwertbare Teil der Aufnahme verworfen werden kann
- Säuglinge und Kleinkinder atmen am besten über eine Beatmungsmaske

Achtung:

- in Kombination mit einer Perfusionsszintigraphie sollte die Inhalationsszintigraphie immer zuerst durchgeführt werden (besonders bei schlechtem Allgemeinzustand des Kindes)
- es besteht Kontaminationsgefahr bei mangelnder Kooperation des Kindes
- beim Inhalieren über eine Beatmungsmaske ist das Gesicht des Kindes kontaminiert
- evtl. befindet sich Aktivität in Ösophagus und Magen, wenn das Kind beim Atmen geschluckt hat
- bevor das Kind die Abteilung verläßt, alle Aufnahmen auf Bewegungsartefakte überprüfen

26.3 Mukoziliäre Clearance mit ^{99m}Tc-markierten Aerosolen

Prinzip:
- Inhalation mit radioaktiv markierten Aerosolen, deren Clearance aus den Lungenzilien bestimmt wird

Häufigste Indikationen:
- Mukoviszidose
- Abklärung der Funktion der Lungenzilien

Patientenvorbereitung:
- keine spezielle Vorbereitung

Radionuklid:
- ^{99m}Tc-markierte Aerosole
- Vorbereitung des Inhalationsgerätes nach Vorschrift des Herstellers

Aktivitätsmenge:
- max. Aktivitätsmenge nach Angaben des Herstellers – entsprechend der Tabelle der Paediatric Task Group der EANM körperoberflächenabhängig reduzieren
- Aktivitätsmenge im Kind ist abhängig von der Atemkapazität

Positionierung:
- im Liegen
- Kamera von Anterior

Kollimator:
- LEHR

Aufnahmezeitpunkt:
- unmittelbar nach der Inhalation
- evtl. 24 Stunden nach der Inhalation

Untersuchungsablauf:
- das Kind inhalieren lassen
- anschließend etwas trinken und Mund ausspülen lassen, damit Mund und Speiseröhre aktivitätsfrei sind

- dynamische Aufnahmen über 1 Stunde (120 Bilder, 30 Sekunden/Bild, 128 x 128 Matrix)
- zwischen der 40. und 50. Minute Kind mehrfach husten lassen

evtl. nach 24 Stunden:
- dynamische Spätaufnahmen über 15 Minuten (30 Bilder, 30 Sekunden/Bild, 128 x 128 Matrix)

Auswertung:

- visuell

Quantifizierung:
- ROI's über beide Lungenflügel zentral und peripher
- Erstellung von Zeit-Aktivitäts-Kurven
- Berechnung von $T_{1/2}$ über beiden Lungenflügeln zentral und peripher

Tipps:
- Säuglinge und Kleinkinder atmen am besten über eine Beatmungsmaske

Achtung:
- es besteht Kontaminationsgefahr bei mangelnder Kooperation des Kindes
- beim Inhalieren über eine Beatmungsmaske ist das Gesicht des Kindes kontaminiert
- evtl. befindet sich Aktivität in Ösophagus und Magen, wenn das Kind beim Atmen geschluckt hat
- bevor das Kind die Abteilung verläßt, alle Aufnahmen auf Bewegungsartefakte überprüfen

26.4 Bestimmung eines Rechts-Links-Shunts mit ^{99m}Tc-MAA

Prinzip:
- ^{99m}Tc-markierte Partikel verursachen Mikroembolisationen in den Lungenkapillaren
- bei Vorliegen eines Rechts-Links-Shunts erfolgt die Verteilung der ^{99m}Tc-markierten Partikel auch in den Körperkreislauf, insbesondere in das Gehirn und die Nieren

Häufigste Indikationen:
- Quantifizierung eines Rechts-Links-Shunts

Patientenvorbereitung:
- Abklärung einer möglichen Eiweißallergie

Radionuklid:
- ^{99m}Tc-MAA

Aktivitätsmenge:
- 10–80 MBq – entsprechend der Tabelle der Paediatric Task Group der EANM
- max. dürfen 50 000 Partikel injiziert werden
- Neugeborene erhalten max. 10 000 Partikel

Positionierung:
- im Liegen

Kollimator:
- LEHR

Aufnahmezeitpunkt:
- unmittelbar nach der Injektion

Untersuchungsablauf:
- i.v. Injektion im Liegen
- das Kind muß während der Injektion mehrmals tief ein- und ausatmen
- Ganzkörperaufnahmen von Anterior und Posterior (30 Minuten/Bild)

Auswertung:

- visuell

Quantifizierung des Shuntvolumens:
- ROI's über dem ganzen Körper und über der Lunge von Anterior und Posterior
- Berechnung des Shuntvolumens:

$$\text{Shunt (\%)} = \frac{\text{Impulse ROI}_{\text{Lunge}} \times 100}{\text{Impulse ROI}_{\text{Ganzkörper}}}$$

Tipps:
- bei sehr kleinen Kindern werden statische Einzelaufnahmen von Anterior und Posterior angefertigt

Achtung:
- es muß sehr genau auf die applizierte Partikelzahl geachtet werden; bei einem hohen Shuntvolumen kann es sonst zu Embolien kommen
- bevor das Kind die Abteilung verläßt, alle Aufnahmen auf Bewegungsartefakte überprüfen

27 Lymphdiagnostik bei Kindern

27.1 Lymphabflußszintigraphie mit ^{99m}Tc-Nanokolloid

Prinzip:
- ^{99m}Tc-markierte Nanokolloid-Partikel werden nach subkutaner Injektion über die Lymphbahnen zu den Lymphknoten transportiert und reichern sich dort in den Zellen des RES an

Häufgste Indikationen:
- Lymphödem oder Lymphabflußstörungen
- Lymphfisteln

Patientenvorbereitung:
- vor der Untersuchung darf für einige Wochen keine Lymphographie stattgefunden haben
- Bandagen und Verbände ablegen, um einen Lymphstau zu vermeiden
- vor der Untersuchung die Blase entleeren lassen bzw. die Windeln wechseln

Radionuklid:
- ^{99m}Tc-Nanokolloid

Aktivitätsmenge:
- 2 x 10–20 MBq – Aktivitätsmenge möglichst identisch auf zwei Spritzen verteilen
- Injektionsvolumen sollte max. 0,1 ml pro Spritze betragen

Positionierung:
- im Liegen

Kollimator: • LEHR

Aufnahmezeitpunkt: • 10, 30, 60, 90 und 120 Minuten p.i.

Untersuchungsablauf: • subkutane Injektion zwischen die Zehen an beiden Füßen mit anschließender Muskelpumpe (Umherlaufen, falls das Kind alt genug ist oder passive Bewegung der Beine)

nach 10, 30, 60, 90 und 120 Minuten:
- Teilkörperaufnahme von Anterior (und Posterior falls eine Doppelkopfkamera vorhanden ist) von den Füßen bis zum Leberoberrand (10 Minuten/Bild)
- Markierung von Fußgelenken, Knien und Beckenkamm (z.B. mit einem Kobalt-Stift) zur besseren anatomischen Zuordnung
- Aufnahmen bis zur Darstellung der inguinalen Lymphknoten fortführen, max. bis 5 Stunden p.i.

Auswertung: • visuell

Tipps:
- zeigt sich kein ausreichender Lymphabfluß, sollte das Kind sich zwischen den Aufnahmen bewegen und versuchen, durch die Muskelpumpe den Lymphabfluß zu fördern

---

Achtung:
- da sich die Injektionsstellen als »hot spots« darstellen und die Beurteilbarkeit der Bilder beeinträchtigen, sollten sie sich nicht direkt im Aufnahmefeld befinden oder während der Akquisition mit Blei abgedeckt werden
- bevor das Kind die Abteilung verläßt, alle Aufnahmen auf Bewegungsartefakte überprüfen

28 Nierendiagnostik bei Kindern

28.1 Nierenfunktionsszintigraphie mit ^{99m}Tc-MAG3

Prinzip:
- ^{99m}Tc-MAG3 wird vorwiegend tubulär sezerniert
- die Aufnahme des Radiopharmakons in die Niere und die Ausscheidung über das Nierenbecken-kelchsystem in die Blase können beurteilt werden

Häufigste Indikationen:
- Ermittlung der seitengetrennten Nierenfunktion
- Ermittlung von ipsilateralen Funktionsanteilen bei Doppelnieren
- Beurteilung der Harnabflußsituation

Patientenvorbereitung:
- Hydrierung mit mindestens 10 ml/kg KG Flüssigkeit oral oder als Infusion (bei Kindern die nicht trinken können) ca. 30 Minuten vor Beginn der Untersuchung
- 1–2 Tage vor der Untersuchung keine Nierenkontrastmitteluntersuchung, da die Funktion sonst beeinträchtigt sein könnte
- Größe und Gewicht des Kindes erfragen und notieren; wichtig für die Clearance-Berechnung
- Vormessung der vollen Spritze im Aktivimeter oder Bohrloch; Wert und Zeit notieren; Nullwert notieren
- das Kind muß vor der Untersuchung die Blase entleeren; Säuglinge erhalten eine frische Windel

Radionuklid:
- ^{99m}Tc-MAG3

Aktivitätsmenge:	• 15–70 MBq – entsprechend der Tabelle der Paediatric Task Group der EANM

Positionierung:	• im Liegen • Kamera von Posterior (nur bei caudal dystop gelegenen Nieren – z.B. Beckenniere – Aufnahme simultan von Anterior und Posterior bei Verwendung einer Doppelkopfkamera, bei Anterior gelegenen Transplantatnieren Aufnahmen von Anterior) • Nieren zentriert, die Blase sollte vollständig am Detektorunterrand abgebildet sein

Kollimator:	• LEHR

Aufnahmezeitpunkt:	• mit der Injektion

Untersuchungsablauf:	*Nierenfunktionsszintigraphie:* • i.v. Injektion; gleichzeitig Rechner und Stoppuhr starten; i.v. Zugang gut mit 0,9%iger NaCl-Lösung spülen • dynamische Aufnahmen bis 20 Minuten p.i. (240 Bilder, 5 Sekunden/Bild, 64 x 64 Matrix) • Messung der leeren Spritze im Aktivimeter oder Bohrloch; Wert und Zeit notieren; Nullwert notieren • 2 Blutentnahmen ca. 30 und 40 Minuten p.i.; vorher i.v. Zugang nochmals gut mit 0,9%iger NaCl-Lösung spülen und dann etwas Verwerfblut abnehmen; genaue Blutentnahmezeiten notieren • nach den Aufnahmen das Kind ca. 5 Minuten herumlaufen lassen bzw. Säuglinge auf den Arm nehmen (außer, wenn die Frage nach einem vesiko-ureteralen Reflux besteht) • das Kind die Blase entleeren lassen • das Kind wieder hinlegen zum Postmiktionsbild oder für die Aufnahmen unter Furosemidbelastung

Postmiktionsbild:
- dynamische Aufnahmen über 2 Minuten (24 Bilder, 5 Sekunden/Bild, 64 x 64 Matrix)

Furosemidbelastung:
- dynamische Aufnahmen bis 20 Minuten p.i. (240 Bilder, 5 Sekunden/Bild, 64 x 64 Matrix)
- ca. 2 Minuten nach Beginn der Aufnahme Injektion von 1 mg/kg KG Furosemid (max. 20 mg)
- bei ungenügendem Abfluß am Ende das Kind erneut ca. 5 Minuten herumlaufen lassen bzw. Säuglinge auf den Arm nehmen
- das Kind die Blase entleeren lassen
- das Kind wieder hinlegen zum Postmiktionsbild (siehe oben)

Auswertung:
- Addition der dynamischen Aufnahmen zu 2-Minuten Bildern zur visuellen Beurteilung

Quantifizierung:
- Blutproben zentrifugieren; 100 µl – 1 ml Serum pipettieren und 1 Minute im Bohrloch messen; Meßwerte und Uhrzeit notieren
- Bestimmung der seitengetrennten Funktionsanteile
- Bestimmung der tubulären Extraktionsrate
- Berechnung des Abflusses aus den Nieren 20 Minuten p.i., nach Furosemidgabe und/oder nach Miktion

Tipps:
- die Aufnahmen sollten mit schnellen Bildsequenzen erfolgen, da bei spontaner Miktion ein VUR besser herausgearbeitet werden kann
- bei Kleinkindern, bei denen sowohl die Frage nach Abflußstörung als auch nach einem VUR besteht, wird im Anschluß an die Nierenfunktionsszintigraphie sofort die nächste Aufnahme gestartet, um eine Miktion nicht zu verpassen

Achtung:
- bei Vorliegen eines obstruktiven Megaureters muß sowohl der Abfluß aus der Niere, als auch aus dem Ureter berechnet werden
- eine fehlende Aufnahme nach Lageänderung und Miktion kann eine Fehlaussage über die Abflußverhältnisse bewirken
- überlagert die volle Harnblase den distalen Anteil des Ureters, muß das Kind nochmals die Blase entleeren; evtl. muß eine Katheterisierung erfolgen
- in den meisten Fällen kann auf einen Blasenkatheter verzichtet werden (seltene Ausnahme: z.B. bei Vorliegen eines obstruktiven Megaureters mit bekanntem VUR)
- falls als Radiopharmakon ^{123}I-Hippuran verwendet wird, muß vor der Untersuchung eine Schilddrüsenblockade z.B. mit Natriumperchlorat Tropfen 10 mg/kg KG, mindestens 150 mg erfolgen; die Blutentnahmen sollten in diesem Fall zwischen der 15. und 25. Minute erfolgen
- bevor das Kind die Abteilung verläßt, alle Aufnahmen auf Bewegungsartefakte überprüfen

28.2 Captopriltest mit ^{99m}Tc-MAG3

Prinzip:
- bei Vorliegen einer hämodynamisch relevanten Nierenarterienstenose wird durch den Einsatz eines ACE-Hemmers der Regelmechanismus der Niere außer Kraft gesetzt, was eine intrarenale Transportstörung bewirkt (bei einem verminderten Filtrationsdruck wird Renin freigesetzt; Renin verwandelt Angiotensin in Angiotensin I, welches sofort durch ein Angiotensin verwandelndes Enzym (Angiotensin Converting Enzyme ACE) in Angiotensin II umgewandelt wird; das Angiotensin II bewirkt einen Anstieg des Filtrationsdruckes)

Häufigste Indikationen:
- Abklärung einer einseitigen, hämodynamisch wirksamen Nierenarterienstenose bei renovaskulärem Hochdruck

Patientenvorbereitung:
- 1–2 Tage vor der Untersuchung keine Nierenkontrastmitteluntersuchung
- am Untersuchungstag keine antihypertensiven Medikamente einnehmen (außer ACE-Hemmern)
- Absetzen blutdruckwirksamer Medikamente:
  Diuretika   7 Tage vor der Untersuchung
  Ca$^{(2+)}$-Antagonisten 3 Tage vor der Untersuchung
- Größe und Gewicht des Kindes erfragen und notieren; wichtig für die Clearance-Berechnung
- Vormessung der vollen Spritze im Aktivimeter oder Bohrloch; Wert und Zeit notieren; Nullwert notieren
- Legen eines i.v. Zugangs
- Hydrierung mit mindestens 10 ml/kg KG Flüssigkeit oral oder als Infusion (bei Kindern die nicht trinken können) ca. 30 Minuten vor Start der Aufnahmen

Radionuklid:
- ^{99m}Tc-MAG3 (selten ^{99m}Tc-DTPA)

Aktivitätsmenge:	• 15–70 MBq – entsprechend der Tabelle der Paediatric Task Group der EANM
Positionierung:	• im Liegen • Kamera von Posterior • Nieren zentriert, die Blase sollte vollständig am Detektorunterrand abgebildet sein
Kollimator:	• LEHR
Aufnahmezeitpunkt:	• mit der Injektion

Untersuchungsablauf:

Captopril-Gabe:
- vor der Captopril-Gabe Blutdruck messen und notieren (Ausgangsblutdruck muß in Abhängigkeit vom Alter des Kindes in Absprache mit dem behandelnden Arzt festgelegt werden)
- 10 Minuten vor der Untersuchung Gabe von 0,03 mg/kg KG Enalapril i.v. oder Dauermedikation mit einem ACE-Hemmer
- Blutdruck kontrollieren
- das Kind muß vor dem Start der Aufnahmen die Blase entleeren; Säuglinge erhalten eine frische Windel

10 Minuten nach Captopril-Gabe:
- i.v. Injektion; gleichzeitig Rechner und Stoppuhr starten; i.v. Zugang gut mit 0,9%iger NaCl-Lösung spülen
- dynamische Aufnahmen bis 20 Minuten p.i. (240 Bilder, 5 Sekunden/Bild, 64 x 64 Matrix)
- Messung der leeren Spritze im Aktivimeter oder Bohrloch; Wert und Zeit notieren; Nullwert notieren
- 2 Blutentnahmen ca. 30 und 40 Minuten p.i.; vorher i.v. Zugang nochmals gut mit 0,9%iger NaCl-Lösung spülen und dann etwas Verwerfblut abnehmen; genaue Blutentnahmezeiten notieren
- nach den Aufnahmen das Kind ca. 5 Minuten herumlaufen lassen bzw. Säuglinge auf den Arm nehmen

- das Kind die Blase entleeren lassen
- das Kind wieder hinlegen zum Postmiktionsbild

Postmiktionsbild:
- dynamische Aufnahmen über 2 Minuten (24 Bilder, 5 Sekunden/Bild, 64 x 64 Matrix)

Auswertung:
- Addition der dynamischen Aufnahmen zu 2-Minuten Bildern zur visuellen Beurteilung

Quantifizierung:
- Blutproben zentrifugieren; 100 µl – 1 ml Serum pipettieren und 1 Minute im Bohrloch messen; Meßwerte und Uhrzeit notieren
- Bestimmung der seitengetrennten Funktionsanteile
- Bestimmung der tubulären Extraktionsrate
- Berechnung des Abflusses aus den Nieren 20 Minuten p.i. und nach Miktion

Tipps:
- anstelle der Enalaprilgabe kann besonders bei größeren Kindern auch 1 mg/kg KG Captopril oral verabreicht werden; max. 25 mg (1 Stunde vor Injektion des Radiopharmakons)

Achtung:
- der Blutdruck-Ausgangswert sollte abhängig vom Alter nicht zu niedrig sein, da dieser mit Gabe des ACE-Hemmers weiter sinken kann
- bei der Gefahr von Zwischenfällen (z.B. extremer Blutdruckabfall) auf ausreichende Flüssigkeitszufuhr achten und Blutdruck engmaschig kontrollieren
- evtl. muß zur Verifizierung eine Untersuchung mit und ohne ACE-Hemmer durchgeführt werden, da die Rate der richtig negativen Befunde beim Vergleich beider Untersuchungsergebnisse deutlich höher ist, als bei der alleinigen Beurteilung anhand der Untersuchung unter einem ACE-Hemmer (zuerst Durchführung der Untersuchung unter Captopril; frühestens 2–3 Tage später kann die Basisuntersuchung erfolgen)
- 3 Tage vor der Basisuntersuchung keine Captopril-Dauertherapie
- 7 Tage vor der Basisuntersuchung keine Enalapril-Dauertherapie
- bevor das Kind die Abteilung verläßt, alle Aufnahmen auf Bewegungsartefakte überprüfen

28.3 Szintigraphie der Transplantatniere mit ^{99m}Tc-MAG3

Prinzip:

- ^{99m}Tc-MAG3 wird zum großen Teil tubulär sezerniert
- die Aufnahme des Radiopharmakons in die transplantierte Niere (Perfusion) und die Ausscheidung über das Nierenbeckenkelchsystem in die Blase können beurteilt werden (Funktion)

Häufigste Indikationen:

- Beurteilung von Perfusion, Funktionszustand und Abflußverhältnissen einer Transplantatniere

Patientenvorbereitung:

- 1–2 Tage vor der Untersuchung keine Nierenkontrastmitteluntersuchung, da die Funktion sonst beeinträchtigt sein könnte
- Blasenkatheter abklemmen, damit die Ausscheidung in die Blase beurteilt werden kann

Radionuklid:

- ^{99m}Tc-MAG3 (oder ^{99m}Tc-DTPA)

Aktivitätsmenge:

- 15–70 MBq – entsprechend der Tabelle der Paediatric Task Group der EANM

Positionierung:

- im Liegen
- Kamera von Anterior
- Niere zentriert, die Blase sollte vollständig am Detektorunterrand abgebildet sein

Kollimator:

- LEHR

Aufnahmezeitpunkt:

- mit der Injektion

Untersuchungsablauf:

Nierenfunktionsszintigraphie:
- i.v. Injektion
- dynamische Aufnahmen bis 20 Minuten p.i. (240 Bilder, 5 Sekunden/Bild, 64 x 64 Matrix)

- am Ende der Untersuchung Blasenkatheter öffnen bzw. das Kind ca. 5 Minuten herumlaufen lassen bzw. Säuglinge auf den Arm nehmen
- das Kind muß erneut die Blase entleeren
- das Kind wieder hinlegen zum Postmiktionsbild

Postmiktionsbild:
- dynamische Aufnahmen über 2 Minuten (24 Bilder, 5 Sekunden/Bild, 64 x 64 Matrix)

Auswertung:
- Addition der dynamischen Aufnahmen zu 2-Minuten Bildern zur visuellen Beurteilung

Quantifizierung:
- Berechnung z.B. des HILSON-Index
- Berechnung der Blasenerscheinungszeit

Tipps:
- falls die Gesamtfunktion bestimmt werden soll, muß eine Messung der Vollspritze und der Leerspritze, sowie eine Blutentnahme erfolgen (siehe Nierenfunktionsszintigraphie)
- in einigen Zentren wird bei der regelmäßigen Verlaufskontrolle von Transplantatnieren abwechselnd ^{99m}Tc-MAG3 und ^{99m}Tc-DTPA eingesetzt, um alternierend sowohl die tubuläre Sekretion als auch die glomeruläre Filtration bestimmen zu können

Achtung:
- am Ende der Untersuchung sollte unbedingt eine Aufnahme nach Miktion oder Blasenentleerung über einen Katheter (falls möglich nach vorangegangener Lageänderung des Patienten) erfolgen, um eine Fehlaussage über den Abfluß zu vermeiden
- bevor das Kind die Abteilung verläßt, alle Aufnahmen auf Bewegungsartefakte überprüfen

28.4 Statische Nierenszintigraphie mit ^{99m}Tc-DMSA

Prinzip:
- ^{99m}Tc-DMSA wird vorwiegend tubulär gestapelt und reichert sich daher nur im funktionsfähigen Nierenparenchym an

Häufigste Indikationen:
- Nachweis von Parenchymdefekten bei rezidivierenden Harnwegsinfekten oder bei vesiko-ureteralem Reflux
- exakte Ermittlung der seitengetrennten Funktion, auch bei höhergradiger Funktionseinschränkung
- Ermittlung der Partialfunktion bei Doppelnieren
- Feststellung von Existenz, Größe, Lage und Form der Nieren
- Methode zur exakten Bestimmung der Restfunktion vor Nephrektomie

Patientenvorbereitung:
- keine spezielle Vorbereitung

Radionuklid:
- ^{99m}Tc-DMSA

Aktivitätsmenge:
- 15–100 MBq – entsprechend der Tabelle der Paediatric Task Group der EANM

Positionierung:
- im Liegen
- Nieren zentriert

Kollimator:
- LEUHR
- falls vorhanden Pinhole-Kollimator

Aufnahmezeitpunkt:
- 3 Stunden p.i.

Untersuchungsablauf:
- i.v. Injektion

nach 3 Stunden:
- statische Aufnahmen von Anterior und Posterior zur Bestimmung der Partialfunktion; bei Verwendung einer Einkopfkamera muß die Kamera gedreht werden; das Kind darf sich nicht bewegen (300000 cts/Bild, 256 x 256 Matrix)
- statische Aufnahmen von RPO und LPO – bei einer Doppelkopfkamera werden gleichzeitig Aufnahmen von LAO und RAO aufgenommen (300000 cts/Bild, 256 x 256 Matrix)
  oder
- Aufnahmen mit dem Pinhole-Kollimator von Posterior, RPO und LPO (8 Minuten/Bild, 256 x 256 Matrix)
- evtl. SPECT-Aufnahme (gesamt 360°, 20 Sekunden/Bild, 128 x 128 Matrix)

Auswertung:

- visuell

Quantifizierung:
- Berechnung der seitengetrennten Funktionsanteile (geometrisches Mittel von Anterior und Posterior)
- evtl. Berechnung der Partialfunktion bei Doppelniere(n)

SPECT:
- gefilterte Rückprojektion und Postfilterung
- Rekonstruktion der Schichten in transversaler, coronarer und sagittaler Schnittführung; die sagittalen Schichten sollten in Bezug zur Nierenachse rekonstruiert werden

Tipps:
- die SPECT-Aufnahme kann in zwei oder drei aufeinanderfolgenden, zeitlich verkürzten Rotationen akquiriert werden, die vor der Rekonstruktion addiert werden, so daß bei Bewegungsartefakten der nicht verwertbare Teil der Aufnahme verworfen werden kann
- da die statischen Aufnahmen sehr lange dauern können (ca. 8 Minuten/Bild), kann evtl. die Aufnahme auch als dynamische Studie angefertigt werden, damit eine Bewegungskorrektur durchgeführt werden kann

Achtung:
- das Kind muß während der Aufnahmen absolut ruhig liegen; die Außenkonturen der Nieren müssen glatt begrenzt dargestellt sein; die inneren Kelchstrukturen in der Niere müssen deutlich sichtbar sein
- ein Speicherdefekt im Nierenparenchym muß in zwei Ebenen erkennbar sein
- die klinische Wertigkeit von SPECT-Aufnahmen ist nicht sicher geklärt
- bevor das Kind die Abteilung verläßt, alle Aufnahmen auf Bewegungsartefakte überprüfen

28.5 Indirektes Nuklid-MCU mit ⁹⁹ᵐTc-MAG3
(im Anschluß an die Nierenfunktionsszintgraphie)

Prinzip:
- nach der Nierenfunktionsszintigraphie wird ohne erneute Radionuklidgabe die in der Blase befindliche Aktivität zur Refluxbestimmung verwendet

Häufigste Indikationen:
- Verdacht auf vesiko-renalen oder vesiko-ureteralen Reflux
- rezidivierende Harnwegsinfekte

Patientenvorbereitung:
- Untersuchung im Anschluß an die Nierenfunktionsszintigraphie
- Blase muß gut gefüllt sein
- Nierenbeckenkelchsysteme sollten möglichst frei von Aktivität sein

Radionuklid:
- ⁹⁹ᵐTc-MAG3

Aktivitätsmenge:
- 15–70 MBq – entsprechend der Tabelle der Paediatric Task Group der EANM; injiziert für die Nierenfunktionsszintigraphie

Positionierung:
- Kamera von Posterior
- die Blase muß vollständig am Detektorunterrand abgebildet sein
- männliche Patienten: im Stehen mit Urinflasche
- weibliche Patienten: im Sitzen (Bettpfanne, Nachtstuhl)
- Säuglinge und Kleinkinder im Liegen

Kollimator:
- LEHR

Aufnahmezeitpunkt:
- nach der Nierenfunktionsszintigraphie
- das Kind kann – falls es alt genug ist – den Zeitpunkt selber bestimmen

Untersuchungsablauf:

- dynamische Aufnahmen (450 Bilder, 2 Sekunden/Bild, 64 x 64 Matrix)
- ca. 30 Sekunden nach Start der Aufnahme Miktion beginnen lassen
- Aufnahmen ca. 30 Sekunden nach erfolgter Miktion abbrechen

Auswertung:

- Addition der dynamischen Aufnahmen zu 6- oder 8-Sekunden Bildern zur visuellen Beurteilung
- wenn möglich Manipulation des Zählratenverhältnisses Nieren/Blase zugunsten der Nierencounts, da die Unterschiede in den Zählraten sehr hoch sind und dadurch die Darstellung eines Refluxes erschwert ist

Quantifizierung:

- Berechnung der Blasenentleerungszeit
- evtl. Quantifizierung eines Refluxes durch ROI's über den Nieren und der Blase
- evtl. Quantifizierung von Restharn durch eine ROI über der Blase

Tipps:

- die Miktion erfolgt bei Säuglingen oft spontan während der Nierenfunktionsszintigraphie oder der Diuresebelastungsstudie; dann können die Bilder dieser Studie herausgearbeitet werden
- Säuglinge und Kleinkinder nach der Nierenfunktionsszintigraphie nicht hochnehmen, sondern direkt eine Miktionsstudie anschließen, um eine Miktion nicht zu verpassen
- oft führt eine Manipulation am Kind (Aufwecken, Blutentnahme) zu einer spontanen Miktion
- bei wenig kooperativen Kindern die Aufnahmezeit verlängern oder die Studie abbrechen und einen nächsten Miktionsversuch wenige Minuten später starten

Achtung:

- nach der Nierenfunktionsszintigraphie keine Miktion auf der Toilette zulassen
- bei zusätzlichem Verdacht auf das Vorliegen einer Abflußstörung kann schon während der Nierenfunktionsszintigraphie für eine weitere Hydrierung durch Infusion gesorgt werden, um den Abfluß aus dem Nierenbecken zu beschleunigen
- die Aktivität in den Nierenbeckenkelchsystemen im letzten Bild der Nierenfunktionsszintigraphie muß mit derjenigen im ersten Bild der Miktionsstudie verglichen werden; evtl. kann es in der Zwischenzeit zu einem Reflux gekommen sein
- bevor das Kind die Abteilung verläßt, alle Aufnahmen auf Bewegungsartefakte überprüfen

28.6 Direktes Nuklid-MCU mit ^{99m}Tc-DTPA

Prinzip:
- die Harnblase wird über einen Blasenkatheter gefüllt; die Füllungsphase und die Miktionsphase können kontinuierlich beobachtet werden

Häufigste Indikationen:
- Verdacht auf vesiko-renalen oder vesiko-ureteralen Reflux
- rezidivierende Harnwegsinfekte

Patientenvorbereitung:
- Legen eines Blasenkatheters unter sterilen Bedingungen (dafür sterile Handschuhe, Blasenkatheter, steriles Gleitmittel und Ansatzstücke bereithalten; ca. 500 ml 0,9%ige NaCl-Lösung auf Körpertemperatur erwärmen und mit einem Infusionssystem versehen; Untersuchungsliege gut abdecken zum Schutz vor Kontamination)

Radionuklid:
- ^{99m}Tc-DTPA

Aktivitätsmenge:
- 2 x 20 MBq (vorsorglich immer zwei Spritzen vorbereiten)

Positionierung:
- im Liegen
- Kamera von Posterior
- die Blase muß vollständig am Detektorunterrand abgebildet sein
- die Miktion kann evtl. auch im Sitzen (weibliche Patienten) oder im Stehen (männliche Patienten) erfolgen

Kollimator:
- LEHR

Aufnahmezeitpunkt:
- nach dem Legen des Blasenkatheters
- mit der Injektion des Radiopharmakons in den Blasenkatheter

Untersuchungsablauf:
- Injektion des Radiopharmakons über das Infusionssystem in die Blase und dann Blase mit der angewärmten 0,9%ige NaCl-Lösung auffüllen; Volumen ca. (Alter + 2) x 30; bei starkem Protest des Kindes Füllung abbrechen
- dynamische Aufnahmen (450 Bilder, 2 Sekunden/Bild, 64 x 64 Matrix)
- Aufnahmen ca. 30 Sekunden nach erfolgter Miktion abbrechen

Auswertung:
- Addition der dynamischen Aufnahmen zu 6- oder 8-Sekunden Bildern zur visuellen Beurteilung
- wenn möglich, Manipulation des Zählratenverhältnisses Nieren/Blase zugunsten der Nierencounts, da die Unterschiede in den Zählraten sehr hoch sind und dadurch die Darstellung eines Refluxes erschwert wird

Quantifizierung:
- Berechnung der Blasenentleerungszeit
- evtl. Quantifizierung eines Refluxes durch ROI's über den Nieren und der Blase
- evtl. Quantifizierung von Restharn durch eine ROI über der Blase

Tipps:
- falls das Kind nach der Füllung trotz Harndrang die Miktion über den Katheter bzw. im Liegen verweigert, kann das Radiopharmakon über das Infusionssystem wieder ablaufen; eine zweite Füllung ist dann möglich
- nach einer zweiten Füllung sollte die Miktion ohne Katheter erfolgen
- oft führt eine Manipulation am Kind (Aufwecken, Ziehen des Katheters) zu einer spontanen Miktion
- bei wenig kooperativen Kindern Aufnahmezeit verlängern
- falls ^{99m}Tc-MAG3 am gleichen Tag im radiochemischen Labor vorhanden ist, kann dieses ebenfalls für das direkte Nuklid-MCU verwendet werden

Achtung:
- es darf kein Radiopharmakon verwendet werden, das von der Blasenwand resorbiert werden kann
- falls bei der ersten Untersuchung kein eindeutiger vesiko-ureteraler Reflux gesehen wurde, sollte unbedingt eine zweite Füllung und Miktion angeschlossen werden, da ein VUR nicht permanent vorhanden sein muß
- es besteht Kontaminationsgefahr bei einer spontanen Miktion
- bevor das Kind die Abteilung verläßt, alle Aufnahmen auf Bewegungsartefakte überprüfen

29 Schilddrüsendiagnostik bei Kindern

29.1 Szintigraphie mit ^{99m}Tc-Pertechnetat

Prinzip:
- ^{99m}Tc-Pertechnetat wird in die Schilddrüse aufgenommen, aber nicht verstoffwechselt
- die Aufnahme von ^{99m}Tc-Pertechnetat korreliert mit der Aufnahme von Jodid; dadurch kann auch auf die Jodavidität geschlossen werden

Häufigste Indikationen:
- Nachweis von Lage, Form und Funktionszustand des Schilddrüsengewebes
- Abklärung der Funktionalität suspekter Tast- bzw. Sonographiebefunde

Patientenvorbereitung:
- Schilddrüsenhormonmedikation abhängig von Dosierung und Fragestellung rechtzeitig absetzen (nicht bei Frage nach Autonomie):
  T_3-Präparate 10 Tage vor der Untersuchung
  T_4-Präparate 4 Wochen vor der Untersuchung
- keine jodhaltigen Medikamente oder Röntgen-Kontrastmittel-Untersuchungen mindestens 4 Wochen vorher, damit die Schilddrüse nicht durch Jod blockiert ist

Radionuklid:
- ^{99m}Tc-Pertechnetat

Aktivitätsmenge:
- 10–40 MBq – entsprechend der Tabelle der Paediatric Task Group der EANM

Positionierung:
- im Liegen oder im Sitzen
- Kamera von Anterior
- Hals überstreckt
- Schilddrüse zentriert

Kollimator:
- LEHR
- falls vorhanden spezieller SD-Kollimator

Aufnahmezeitpunkt:
- 20 Minuten p.i.

Untersuchungsablauf:
- Vormessen der Vollspritze im Aktivimeter oder an der Kamera; statische Aufnahme (60 Sekunden/Bild, 128 x 128 Matrix)
- i.v. Injektion
- evtl. Nachmessen der Leerspritze im Aktivimeter oder an der Kamera; statische Aufnahme (60 Sekunden/Bild, 128 x 128 Matrix)

nach 20 Minuten:
- statische Aufnahme der Schilddrüse (10 Minuten/Bild; 128 x 128 Matrix)
- statische Aufnahme zur Markierung von Tastbefunden, Narben, Jugulum (120 Sekunden/Bild, 128 x 128 Matrix) z.B. mit einem Kobalt-Stift
- evtl. statische Aufnahme der Injektionsstelle (besonders, wenn die Injektion des Radiopharmakons nicht streng intravenös erfolgt ist), (120 Sekunden/Bild, 128 x 128 Matrix)

Auswertung:
- visuell

Quantifizierung:
- ROI über die Schilddrüse und eine ROI zur Untergrundmessung kaudal der Schilddrüse
- Berechnung des SD-Uptakes:

$$\text{SD-Uptake} = \frac{\text{Schilddrüsenaktivität} - \text{Untergrundaktivität}}{\text{Nettoaktivität der Spritze}}$$

Tipps:
- Kleinkinder können auch auf dem Schoß der Mutter/des Vaters sitzend untersucht werden
- zur Messung der leeren Spritze ggf. auch Verweilkanüle, Handschuhe oder Schlauchsysteme mitmessen

Achtung:
- kein Natriumperchlorat geben, da sonst die Aufnahme des ^{99m}Tc-Pertechnetat in die Schilddrüse blockiert ist
- bei den Markierungsaufnahmen von Jugulum oder auffälligen Strukturen darf sich das Kind nicht bewegen
- um einen möglichst exakten SD-Uptake berechnen zu können, sollten die Messungen der Voll- und der Leerspritze, sowie die Messung der Injektionsstelle einbezogen werden (letzteres besonders, wenn die Injektion nicht streng intravenös erfolgt ist)
- bevor das Kind die Abteilung verläßt, alle Aufnahmen auf Bewegungsartefakte überprüfen

29.2 Szintigraphie mit ^{123}I

Prinzip:
- ^{123}I wird in den Jodstoffwechsel der Schilddrüse aufgenommen; die Intensität der Radiopharmakonaufnahme entspricht der Intensität des Stoffwechsels

Häufigste Indikationen:
- Beurteilung von funktionsfähigem Schilddrüsengewebe
- Verdacht auf dystopes Schilddrüsengewebe
- Verdacht auf Zungengrundstruma

Patientenvorbereitung:
- Schilddrüsenhormonmedikation abhängig von Dosierung und Fragestellung rechtzeitig absetzen (nicht bei Frage nach Autonomie):
  T_3-Präparate 10 Tage vor der Untersuchung
  T_4-Präparate 4 Wochen vor der Untersuchung
- keine jodhaltigen Medikamente oder Röntgen-Kontrastmittel-Untersuchungen mindestens 4 Wochen vorher, damit die Schilddrüse nicht durch Jod blockiert ist

Radionuklid:
- ^{123}I-Natriumjodid

Aktivitätsmenge:
- 3–10 MBq – entsprechend der Tabelle der Paediatric Task Group der EANM

Positionierung:
- im Liegen oder im Sitzen
- Kamera von Anterior
- Hals überstreckt
- Schilddrüse zentriert

Kollimator:
- LEHR

Aufnahmezeitpunkt:
- 2 Stunden p.i.

Untersuchungsablauf:
- Vormessen der Vollspritze im Aktivimeter oder an der Kamera; statische Aufnahme (60 Sekunden/Bild, 128 x 128 Matrix)
- i.v. Injektion
- nach der Injektion evtl. Nachmessen der Leerspritze im Aktivimeter oder an der Kamera; statische Aufnahme (60 Sekunden/Bild, 128 x 128 Matrix)

nach 2 Stunden:
- statische Aufnahme der Schilddrüse (10 Minuten/Bild; 128 x 128 Matrix)
- statische Aufnahme zur Markierung von Tastbefunden, Narben, Jugulum (120 Sekunden/Bild, 128 x 128 Matrix) z.B. mit einem Kobalt-Stift
- evtl. Aufnahme der Injektionsstelle (besonders wenn die Injektion des Radiopharmakons nicht streng intravenös erfolgt ist), (120 Sekunden/Bild, 128 x 128 Matrix)
- bei Verdacht auf Zungengrundstruma auch statische Aufnahmen von Rechts lateral und Links lateral (10 Minuten/Bild, 128 x 128 Matrix)

Auswertung:
- visuell

Quantifizierung:
- ROI über die Schilddrüse und eine ROI zur Untergrundmessung kaudal der Schilddrüse
- Berechnung des SD-Uptakes:

$$\text{SD-Uptake} = \frac{\text{Schilddrüsenaktivität} - \text{Untergrundaktivität}}{\text{Nettoaktivität der Spritze}}$$

Tipps:
- Kleinkinder können auch auf dem Schoß der Mutter/des Vaters sitzend untersucht werden
- zur Messung der leeren Spritze ggf. auch Verweilkanüle, Handschuhe oder Schlauchsysteme mitmessen

Achtung:

- kein Natriumperchlorat geben, da sonst die Aufnahme des ^{123}I in die Schilddrüse blockiert ist
- ^{123}I ist ein Zyklotronprodukt und muß einige Tage vor der Untersuchung bestellt werden
- bei den Markierungsaufnahmen von Jugulum oder auffälligen Strukturen darf sich das Kind nicht bewegen
- um einen möglichst exakten SD-Uptake berechnen zu können, sollten die Messungen der Voll- und der Leerspritze, sowie die Messung der Injektionsstelle einbezogen werden (letzteres besonders, wenn die Injektion nicht streng intravenös erfolgt ist)
- falls vorhanden, sollte für die Aufnahme ein ME-Kollimator verwendet werden, da die Septenpenetration durch höherenergetische Quanten reduziert wird
- bevor das Kind die Abteilung verläßt, alle Aufnahmen auf Bewegungsartefakte überprüfen

29.3 Depletionstest mit ^{123}I

Prinzip:
- bei einem angeborenen Enzymdefekt kann es zur Störung der Organifikation von Jod kommen; Perchlorat wirkt als Organifikationshemmer, d.h. Jod wird aus der Schilddrüse wieder ausgeschwemmt (= Depletion)

Häufigste Indikationen:
- Jodfehlverwertung

Patientenvorbereitung:
- Schilddrüsenhormonmedikation abhängig von Dosierung und Fragestellung rechtzeitig absetzen (nicht bei Frage nach Autonomie):
  T_3-Präparate 10 Tage vor der Untersuchung
  T_4-Präparate 4 Wochen vor der Untersuchung
- keine jodhaltigen Medikamente oder Röntgen-Kontrastmittel-Untersuchungen mindestens 4 Wochen vorher, damit die Schilddrüse nicht durch Jod blockiert ist

Radionuklid:
- ^{123}I-Natriumjodid

Aktivitätsmenge:
- 3–10 MBq – entsprechend der Tabelle der Paediatric Task Group der EANM

Positionierung:
- im Liegen
- Kamera von Anterior
- Hals überstreckt
- Schilddrüse zentriert

Kollimator:
- LEHR

Aufnahmezeitpunkt:
- mit der Injektion

Untersuchungsablauf:
- i.v. Injektion
- dynamische Aufnahmen bis 45 Minuten p.i. (45 Bilder, 60 Sekunden/Bild, 128 x 128 Matrix)
- nach 30 Minuten Gabe von 1 g Natriumperchlorat oral (das Kind darf sich dabei nicht bewegen)

Auswertung:
- visuell

Quantifizierung:
- ROI über der Schilddrüse
- Erstellung von Zeit-Aktivitäts-Kurven

Tipps:
- die orale Gabe des Natriumperchlorat erfolgt am besten über einen Sauger oder mit einer Spritze

Achtung:
- [123]I ist ein Zyklotronprodukt und muß einige Tage vor der Untersuchung bestellt werden
- während der Natriumperchloratgabe darf sich das Kind nicht bewegen
- bei Vorhandensein einer Jodfehlverwertung fällt die Kurve der Schilddrüsen-ROI nach der Perchlorat-Gabe um mehr als die Hälfte ab
- bevor das Kind die Abteilung verläßt, alle Aufnahmen auf Bewegungsartefakte überprüfen

30 Tumordiagnostik bei Kindern

30.1 Szintigraphie mit ^{123}I-MIBG

Prinzip:
- MIBG (Meta-Jodobenzyl-Guanidin) findet sich als Analogon des Guanethidin im Gewebe des Nebennierenmarks und in katecholaminbildenden Tumoren

Häufigste Indikationen:
- Verdacht auf Neuroektodermale Tumoren (z.B. Neuroblastom, Phäochromozytom, Ganglioneurom)
- Staging
- Therapiekontrolle
- Planung einer MIBG-Therapie

Patientenvorbereitung:
- um eine Aufnahme von freiem ^{123}I in der Schilddrüse zu verhindern, Gabe von z.B. Natriumperchlorat Tropfen 10 mg/kg KG, mindestens 150 mg; Wiederholung der Schilddrüsen-Blockade am gleichen Abend
- Medikamentenanamnese: einige Wirkstoffe hemmen die Aufnahme von MIBG (z.B. Fenoterol, Salbutamol, Terbutaline, Xylometazoline)

Radionuklid:
- ^{123}I-MIBG

Aktivitätsmenge:
- 80–400 MBq – entsprechend der Tabelle der Paediatric Task Group der EANM

Positionierung: • im Liegen

Kollimator: • ME (oder LEHR)

Aufnahmezeitpunkt: • 20–24 Stunden p.i.

Untersuchungsablauf: • i.v. Injektion

nach 20–24 Stunden:
• Ganzkörperaufnahmen von Anterior und Posterior
• in Ganzkörpertechnik (30 Minuten/Bild)
• als Einzelaufnahmen
  (Schädel: 100 000 cts
  Stammskelett: 250 000 cts
  Extremitäten: 50 000–100 000 cts
  256 x 256 Matrix)
• evtl. SPECT-Aufnahme (gesamt 360°, 30 Sekunden/Bild, 128 x 128 Matrix)

Auswertung: • visuell

SPECT:
• gefilterte Rückprojektion und Postfilterung
• wenn möglich homogene Schwächungskorrektur im Bereich der Leber
• Rekonstruktion der Schichten in transversaler, coronarer und sagittaler Schnittführung

Tipps:
• bei Kindern unter 4–5 Jahren oder unter einer Körpergröße von 100–120 cm immer nur statische Aufnahmen des gesamten Körpers anfertigen
• die SPECT-Aufnahme kann in zwei oder drei aufeinanderfolgenden, zeitlich verkürzten Rotationen akquiriert werden, die vor der Rekonstruktion addiert werden, so daß bei Bewegungsartefakten der nicht verwertbare Teil der Aufnahme verworfen werden kann

Achtung:

- es kann zu einer physiologischen Anreicherung in den Nebennieren oder in den Nierenbeckenkelchsystemen kommen; eine Nierenmarkierung mit ^{99m}Tc-MAG3 oder ^{99m}Tc-DTPA kann hier hilfreich sein
- zur Verminderung der Aktivität in den Nierenbeckenkelchsystemen kann vor den Aufnahmen Furosemid (1 mg/kg KG, max. 20 mg) injiziert werden
- ^{123}I ist ein Zyklotronprodukt und muß einige Tage vor der Untersuchung bestellt werden
- falls vorhanden, sollte für die Aufnahme ein ME-Kollimator verwendet werden, da die Septenpenetration durch höherenergetische Quanten reduziert wird
- bevor das Kind die Abteilung verläßt, alle Aufnahmen auf Bewegungsartefakte überprüfen

30.2 Szintigraphie mit ^{99m}Tc-MIBI

Prinzip:
- ^{99m}Tc-MIBI reichert sich in Abhängigkeit vom Mitochondrienreichtum in den Zellen an
- da Tumorzellen meist einen erhöhten Stoffwechsel aufweisen und somit auch einen erhöhten Mitochondrien-Anteil zeigen, wird ^{99m}Tc-MIBI in diesen Zellen vermehrt angereichert

Häufigste Indikationen:
- Staging
- Differenzierung Tumorrest, Rezidiv, Narbe

Patientenvorbereitung:
- keine spezielle Vorbereitung

Radionuklid:
- ^{99m}Tc-MIBI

Aktivitätsmenge:
- 50–350 MBq – entsprechend der Tabelle der Paediatric Task Group der EANM

Positionierung:
- im Liegen

Kollimator:
- LEHR

Aufnahmezeitpunkt:
- 10 Minuten und 60 Minuten p.i.

Untersuchungsablauf:
- i.v. Injektion

nach 10 und 60 Minuten:
- Ganzkörperaufnahmen von Anterior und Posterior
- in Ganzkörpertechnik (30 Minuten/Bild)
- als Einzelaufnahmen
  (Schädel: 300 000 cts
  Stammskelett: 500 000 cts
  Extremitäten: 100 000–250 000 cts
  256 x 256 Matrix)

- evtl. SPECT-Aufnahme (gesamt 360°, 30 Sekunden/Bild, 128 x 128 Matrix)

Auswertung:

- visuell

SPECT:

- gefilterte Rückprojektion und Postfilterung
- Rekonstruktion der Schichten in transversaler, coronarer und sagittaler Schnittführung

Tipps:
- bei Kindern unter 4–5 Jahren oder unter einer Körpergröße von 100–120 cm immer nur statische Aufnahmen des gesamten Körpers anfertigen
- die SPECT-Aufnahme kann in zwei oder drei aufeinanderfolgenden, zeitlich verkürzten Rotationen akquiriert werden, die vor der Rekonstruktion addiert werden, so daß bei Bewegungsartefakten der nicht verwertbare Teil der Aufnahme verworfen werden kann

Achtung:
- es handelt sich nur um einen unspezifischen Tumornachweis
- bevor das Kind die Abteilung verläßt, alle Aufnahmen auf Bewegungsartefakte überprüfen

30.3 Szintigraphie mit ^{111}In-Somatostatin

Prinzip:
- Somatostatin ist ein Hormon des Hypophysen- vorderlappens
- mit ^{111}In-Somatostatin werden Somatostatin- Rezeptor tragende Tumorzellen markiert und dargestellt

Häufigste Indikationen:
- Tumor- oder Metastasensuche

Patientenvorbereitung:
- keine spezielle Vorbereitung

Radionuklid:
- ^{111}In-OctreoScan

Aktivitätsmenge:
- 50–200 MBq – entsprechend der Tabelle der Paediatric Task Group der EANM

Positionierung:
- im Liegen

Kollimator:
- ME

Aufnahmezeitpunkt:
- 4–6 und 20–24 Stunden p.i.

Untersuchungsablauf:
- i.v. Injektion

nach 4–6 und 20–24 Stunden:
- Ganzkörperaufnahmen von Anterior und Posterior
- in Ganzkörpertechnik (30 Minuten/Bild)
- als Einzelaufnahmen
  (Schädel: 100 000 cts
  Stammskelett: 250 000 cts
  Extremitäten: 50 000–100 000 cts
  256 x 256 Matrix)
- evtl. SPECT-Aufnahme (gesamt 360°, 30 Sekun- den/Bild, 128 x 128 Matrix)

Auswertung:

• visuell

SPECT:
• gefilterte Rückprojektion und Postfilterung
• Rekonstruktion der Schichten in transversaler, coronarer und sagittaler Schnittführung

Tipps:
• bei Kindern unter 4–5 Jahren oder unter einer Körpergröße von 100–120 cm immer nur statische Aufnahmen des gesamten Körpers anfertigen
• die SPECT-Aufnahme kann in zwei oder drei aufeinanderfolgenden, zeitlich verkürzten Rotationen akquiriert werden, die vor der Rekonstruktion addiert werden, so daß bei Bewegungsartefakten der nicht verwertbare Teil der Aufnahme verworfen werden kann

Achtung:
• ^{111}In ist ein Zyklotronprodukt und muß einige Tage vor der Untersuchung bestellt werden
• der fertige Kit muß nach der Präparation 30 Minuten stehen, bevor das Radiopharmakon injiziert werden darf
• bevor das Kind die Abteilung verläßt, alle Aufnahmen auf Bewegungsartefakte überprüfen

30.4 Szintigraphie mit ^{67}Ga-Citrat

Prinzip:
- die Intensität der Galliumaufnahme in den Tumor ist abhängig vom Tumortyp; allerdings ist der genaue Mechanismus der Aufnahme nicht vollständig geklärt.
Einfluß auf die Aufnahme haben:
  - Struktur und Ausmaß der tumorösen Gefäßvaskularisation
  - die erhöhte Membranpermeabilität im Tumor
  - die Tumorvitalität
  - der vergrößerte Extrazellulärraum bei Tumoren

Häufigste Indikationen:
- Tumorsuche und Verlaufskontrolle bei malignen Lymphomen

Patientenvorbereitung:
- keine spezielle Vorbereitung

Radionuklid:
- ^{67}Ga-Citrat

Aktivitätsmenge:
- 10–80 MBq – entsprechend der Tabelle der Paediatric Task Group der EANM

Positionierung:
- im Liegen

Kollimator:
- ME

Aufnahmezeitpunkt:
- 48 und 72 Stunden p.i.

Untersuchungsablauf:
- i.v. Injektion

nach 48 und 72 Stunden:
- Ganzkörperaufnahmen von Anterior und Posterior

- in Ganzkörpertechnik (40 Minuten/Bild)
- als Einzelaufnahmen
  (Schädel: 100 000 cts
  Stammskelett: 250 000 cts
  Extremitäten: 50 000–100 000 cts
  256 x 256 Matrix)
- evtl. SPECT-Aufnahme (gesamt 360°, 30 Sekunden/Bild, 128 x 128 Matrix)

Auswertung:

- visuell

SPECT:
- gefilterte Rückprojektion und Postfilterung
- Rekonstruktion der Schichten in transversaler, coronarer und sagittaler Schnittführung

Tipps:
- bei Kindern unter 4–5 Jahren oder unter einer Körpergröße von 100–120 cm immer nur statische Aufnahmen des gesamten Körpers anfertigen
- die SPECT-Aufnahme kann in zwei oder drei aufeinanderfolgenden, zeitlich verkürzten Rotationen akquiriert werden, die vor der Rekonstruktion addiert werden, so daß bei Bewegungsartefakten der nicht verwertbare Teil der Aufnahme verworfen werden kann

Achtung:
- ^{67}Ga ist ein Zyklotronprodukt und muß einige Tage vor der Untersuchung bestellt werden
- ^{67}Ga bewirkt eine relativ hohe Strahlenexposition
- Befunde im Abdomen sind wegen der starken ^{67}Ga-Ausscheidung in den Darm schwer zu beurteilen
- bevor das Kind die Abteilung verläßt, alle Aufnahmen auf Bewegungsartefakte überprüfen

31 Positronen-Emissions-Tomographie (PET)

31.1 Positronen-Emissions-Tomographie bei onkologischen Fragestellungen mit ^{18}F-FDG

Prinzip:
- Nachweis von Tumorzellen aufgrund ihres gegenüber normalen Zellen erhöhten Glukoseverbrauchs

Häufigste Indikationen:
- Ausdehnung und Aktivität von Tumoren
- Metastasensuche
- Therapiekontrolle
- Rezidivdiagnostik
- Differenzierung benigne/maligne Veränderungen

Patientenvorbereitung:
- Patient sollte 4–6 Stunden nüchtern sein (ungesüßter Tee oder Wasser ist erlaubt)
- bei Untersuchungen des Pankreas sollte der Patient 12 Stunden nüchtern sein
- Bestimmung der Glukosekonzentration im Blut (der Wert sollte unter 120 mg/dl liegen)

Radionuklid:
- ^{18}F-FDG

Aktivitätsmenge:
- 3D Modus: 185 MBq
- (2D Modus: 250–300 MBq)
- bei Kindern entsprechend der Tabelle der Paediatric Task Group der EANM reduzieren

Positionierung:
- in Rückenlage
- Aufnahmen der Mammae immer in Bauchlage

Kollimator:
- 3D Modus
- (2D Modus für Aufnahmen der Mammae)

Aufnahmezeitpunkt:
- 40–60 Minuten p.i.

Untersuchungsablauf:
- i.v. Injektion
- i.v. Injektion von 20 mg Furosemid (bei Kindern 1 mg/kg KG, max. 20 mg)
- Hydrierung mit 500 ml Wasser (Kinder entsprechend weniger)
- evtl. Blasenkatheter (besonders bei Fragestellungen die Beckenregion betreffend)

nach 40–60 Minuten:
- Anzahl der Bettpositionen festlegen
- Emissionsmessung (420 Sekunden/Bettposition; 128 x 128 Matrix; Vergrößerung 1.5)
- evtl. Transmissionsmessung (120–300 Sekunden/Bettposition; 128 x 128 Matrix; Vergrößerung 1.5)

Auswertung:
- evtl. Schwächungskorrektur der Emissionsdaten mit den Transmissionsdaten
- wenn möglich iterative Rekonstruktion (OSEM), sonst gefilterte Rückprojektion und Postfilterung
- Rekonstruktion der Schichten in transversaler, coronarer und sagittaler Schnittführung

Tipps:
- die Transmissionsmessung sollte nur durchgeführt werden, wenn der Patient die dadurch verlängerte Aufnahmezeit gut tolerieren kann
- die Transmissionsmessung erfolgt als »warme« Transmission
- um eine unspezifische Aktivitätsanreicherung in der Halsregion zu vermeiden, sollte der Patient ca. 15 Minuten vor und nach der Injektion des Radiopharmakons nicht reden

Achtung:
- die Aufnahmen werden in vielen Zentren in der Regel im 3D Modus durchgeführt (Aufnahmen der Mammae im 2D Modus)
- es kann zu unspezifischen Anreicherungen im Knochenmark, in Muskeln, im Darm oder im Thymus kommen; diese sollten nicht als pathologische Anreicherungen fehlinterpretiert werden
- entzündliche und traumatische Veränderungen können vermehrt ^{18}F-FDG speichern

31.2 Positronen-Emissions-Tomographie des Myokards mit ^{18}F-FDG

Prinzip:
- ^{18}F-FDG akkumuliert im Herzmuskel proportional zum myokardialen Glukoseverbrauch
- es kommt daher zur Darstellung des myokardialen Glukosestoffwechsels bzw. der Vitalität von myokardialem Gewebe

Häufigste Indikationen:
- Abklärung der Vitalität myokardialen Gewebes
- Unterscheidung von perfusions- und funktionseingeschränktem, vitalen Gewebe und Narbengewebe (»Hibernating Myokard«)

Patientenvorbereitung:
- Patient darf nicht nüchtern sein
- nach Diabetes mellitus fragen
- eine Myokard-Perfusions-Untersuchung sollte zum Vergleich vorliegen

Radionuklid:
- ^{18}F-FDG

Aktivitätsmenge:
- 120 MBq

Positionierung:
- im Liegen
- Arme über den Kopf

Kollimator:
- 3D Modus

Aufnahmezeitpunkt:
- 30 Minuten p.i.

Untersuchungsablauf:
Glukose-Insulin-Belastung (Insulin-Clamp):
- 0,2 g Glukose/kg KG und 0,2 IE Insulin/kg KG vorbereiten
- zwei Verweilkanülen legen; eine für die Blutzuckerkontrolle, eine für die Infusion und die Injektion des Radiopharmakons

- Bestimmung der Glukosekonzentration im Blut
- i.v. Applikation der Glukose-Insulin-Lösung
- Blutglukose-Kontrolle in 2-minütigen Abständen
- bei wieder deutlich fallendem Blutglukose Wert i.v. Injektion des ^{18}F-FDG

nach 30 Minuten:
- zur exakten Positionierung des Herzens Scout fahren (30 000 cts)
- Emissionsmessung (900 Sekunden; 128 x 128 Matrix)
- warme Transmissionsmessung (150 000 cts; 128 x 128 Matrix)

Auswertung:

- evtl. Schwächungskorrektur der Emissionsdaten mit den Transmissionsdaten
- gefilterte Rückprojektion und Postfilterung
- Rekonstruktion der Schichten entlang der Herzachsen: Kurzachsenschnitte, horizontale Längsachsenschnitte und vertikale Längsachsenschnitte (evtl. mit Vergrößerung)

Quantifizierung:
- Erstellen einer Polar Map

Tipps:
- Traubenzucker, Schokolade und Glukose-Infusionslösung bereithalten, falls es bei der Glukose-Insulin-Belastung zu einem Blutglukose Abfall auf einen subnormalen Wert kommt
- 0,9%ige NaCl-Lösung bereithalten, falls der Blutglukose Wert nach der Glukose-Insulin-Belastung weiter steigt oder nicht auf einen normalen Wert abfällt

Achtung:
- der Patient sollte während der gesamten Glukose-Insulin-Belastung unter Kontrolle sein, falls der Blutglukose Wert nicht auf einem normalen Wert stabil bleibt

31.3 Positronen-Emissions-Tomographie des Gehirns mit ^{18}F-FDG

Prinzip:
- unter physiologischen Bedingungen ist die regionale Durchblutung eng mit der regionalen Glukosestoffwechsellage des Gehirns gekoppelt; je nach Art und Ausmaß der Erkrankung oder Läsion findet sich ein lokal gesteigerter oder verminderter Glukoseverbrauch
- die Glukoseverteilung im Gehirn entspricht dem regionalen cerebralen Blutfluß (rCBF)

Häufigste Indikationen:
- Epilepsie
- demenzielle Erkrankungen (z.B. Morbus Alzheimer)
- primäre Hirntumore
- Frage nach Hypo- oder Hypermetabolismus; quantitative Bestimmung der funktionellen Aktivität im Gehirn

Patientenvorbereitung:
- Patient sollte 4–6 Stunden nüchtern sein (ungesüßter Tee oder Wasser ist erlaubt)
- Bestimmung der Glukosekonzentration im Blut (der Wert sollte unter 120 mg/dl liegen)
- die Untersuchung findet einschließlich der i.v. Injektion in einem abgedunkelten, ruhigen Raum bei offenen Augen statt

Radionuklid:
- ^{18}F-FDG

Aktivitätsmenge:
- 120 MBq
- bei Kindern entsprechend der Tabelle der Paediatric Task Group der EANM reduzieren

Positionierung:
- im Liegen

Kollimator:
- 3D Modus

Aufnahmezeitpunkt: • 20 Sekunden p.i.

Untersuchungsablauf:
- Wärmekissen an die »Blutentnahmehand« zur »Arterialisierung« des venösen Blutes
- zwei Verweilkanülen legen; eine für die Applikation des Radiopharmakons; die zweite an der vorgewärmten Hand zur Blutentnahme
- Transmissionsmessung vor der Injektion des Radiopharmakons (150 000 cts; 128 x 128 Matrix)
- i.v. Injektion

nach 20 Sekunden:
- dynamische Aufnahmen bis 60 Minuten p.i.
- mehrere Blutentnahmen bis 45 Minuten p.i.

Auswertung:
- gefilterte Rückprojektion und Postfilterung
- wenn möglich Schwächungskorrektur
- Rekonstruktion der Schichten in transversaler, coronarer und sagittaler Schnittführung mit Ausrichtung an der Orbito-Meatalebene

Quantifizierung:
- Messung der Blutproben
- Quantifizierung der regionalen Durchblutung im Gehirn

Tipps:
- eine Uhr mitlaufen lassen und die genauen Blutentnahmezeiten notieren

Achtung:
- diese Untersuchung ist sehr aufwendig und muß besonders sorgfältig durchgeführt werden

Literatur

D.R. Bernier, P.E. Christian, J.K. Langan: Nuclear Medicine – Technology and Techniques, fourth edition, Mosby, 1997

K.H. Bohuslavizki, E. Henze, M. Schwaiger und M. Clausen: Standardized Annotation of Nuclear Medicine Images, JNMT, Vol. 28 No.2 96-103, June 2000

N. Boss et al: Hexal Taschenlexikon Medizin, Urban und Schwarzenberg, 1993

U. Büll, H. Schicha, H.-J. Biersack, W.H. Knapp, Chr. Reiners, O. Schober: Nuklearmedizin, Georg Thieme Verlag Stuttgart 1996

H. Elser, Leitfaden Nuklearmedizin, Steinkopff-Verlag Darmstadt, 1999

F.A. Mettler jr, M.J. Guiberteau: Essentials of Nuclear Medicine Imaging, 4th edition, W.B. Saunders Company Philadelphia, 1998

Paediatric Task Group European Association of Nuclear Medicine members: A radiopharmaceutical schedule for imaging in paediatrics. Eur J Nucl Med 1990, 17: 127-129

H. Schicha, O. Schober: Nuklearmedizin – Basiswissen und klinische Anwendung, 4. Auflage, Schattauer Verlag Stuttgart 2000

K. zum Winkel: Nuklearmedizin, 2. Auflage, Springer-Verlag Berlin, Heidelberg, 1990